인 · 생 · 의 · 학

인생의학(人生醫學)

초판인쇄 ｜ 2025년 8월 25일
초판발행 ｜ 2025년 8월 28일

지 은 이 ｜ 군맹서진(群萌西眞)
펴 낸 이 ｜ 윤인섭
펴 낸 곳 ｜ 도서출판 구담
디 자 인 ｜ 엣지피앤디

등   록 ｜ 1979년 4월 4일 제414-3080000251001979000001호
주   소 ｜ 경기도 연천군 연천읍 현문로 245번길 384
전   화 ｜ 031-834-2140
팩   스 ｜ 0504-212-2140

ISBN 978-89-87964-10-2 03510

값 20,000원

人生醫學

인·생·의·학

군맹서진 지음

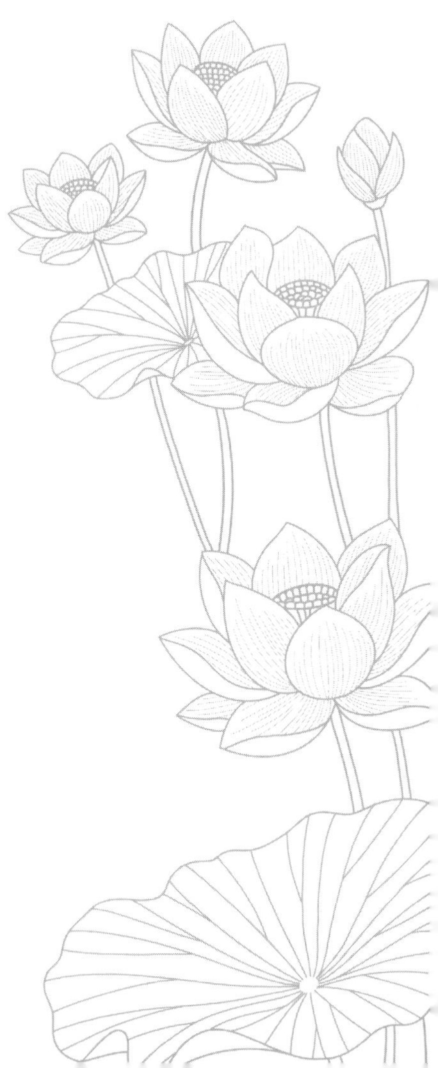

인사말

　1983년 통도사에 들어가 중이 된 지도 벌써 42년이 되었습니다. 선친의 권유로 시작한 출가였기에, 20대 때 또래들처럼 자유롭게 놀지도, 연애도 해보지 못한 것이 운명이라는 족쇄처럼 느껴지곤 했습니다. 그래서 불교를 제대로 알고 싶었습니다. 중노릇을 그만두려면 선친을 설득할 이유가 필요했고, 계속하려면 나 자신을 납득시킬 이유가 필요했기 때문입니다.

　조계종에서의 선 수행과 만행, 그리고 일본 유학을 거치며 불교를 깊이 이해하게 되었고, 결국 중노릇을 계속하기로 마음먹었습니다. 그렇게 신도들의 고통을 외면할 수 없게 되었고, 그 결과로 '인생치유프로그램'과 '인생내시경'이 개발되었습니다.

　중간에 잠시 멈춘 적도 있었지만, 어느덧 이 프로그램을 시작한 지도 17년이 흘렀습니다. 인생의 병을 정의하고, 그 치유가 실제로 가능하다는 사실은 이미 임상을 통해 입증되었습니다. 이제는 이 경험과 성과를 더 많은 이들과 나누고자, 그간의 인생치유 원리와 사례들을 정리해 이 책에 담았습니다.

　이 과정에서 감사한 분들이 많이 떠오릅니다. 프로그램의 탄생에 큰 역할을 하셨고, 지금은 속가에서 성공적인 삶을 살며 많은 이들에게 새로운 길을 제시하고 계신 이원일 거사(각비 스님), 그리고 라이프너즈로서 묵묵히 인생의 병으로 고통받는 이들을 돌보고 계신 여훈 스님, 서명 스님, 천녑 스님, 특히 프랑스에서도 이 프로그램을 전파하기 위해 애쓰시는 천녑 스님께 깊은 감사의 말씀을 전합니다. 그리고 태황사를 잘 관리하시면서 이 글을 편히 쓸 수 있게 도와주신

염광 스님께도 감사드립니다. 15년 넘게 프로그램을 신뢰하며 함께해주신 영조 불자님과 능정 거사님, 현재까지도 프로그램을 이어가고 계신 형금 불자님, 막퇴 거사님, 불멸 불자님, 입독 불자님, 별모 불자님, 위오 불자님, 숭자 불자님, 조옥순 불자님과 그 외 여러분들이 떠오릅니다. 그리고 스치고 지나가신 분들도 떠오릅니다. 오랜 시간 함께 하다 떠나신 묵우 거사님과 리박 불자님 부부, 입아·범애 불자님 자매, 개화 불자님, 긍아 불자님 등, 나아가 잠깐이라도 프로그램에 참가하여 프로그램 완성에 도움을 주신 많은 분들이 계셨습니다.

이 모든 분들이 이 책이 세상에 나오게 한 주인공입니다. 만약 이 책이 많은 이들을 인생의 병의 고통에서 건져낼 수 있다면, 그 공로는 모두 이분들께 돌아가야 할 것입니다. 마지막으로, 이 책이 세상에 나올 수 있도록 도움을 주신 분들 숭자불자님, 형금불자님, 능정거사님과 영조불자님 부부, 입독불자님, 별모불자님께 항상 부처님의 가피가 함께 하기를 기원하며 이 책의 편집과 교정에 애써주시고 변함없는 응원을 보내주신 엣지피앤디의 전상만 대표님께도 깊이 감사드립니다.

이 책이 많은 이들에게 '인생의 병'이라는 새로운 개념을 이해시키고, 그 고통에서 벗어날 수 있는 길잡이가 되기를 기원합니다. 모든 이들에게 부처님의 가피가 함께하시길 기원합니다.

나 무 아 미 타 불 .

2025년 여름 서울 방배동 참종사에서...

목차

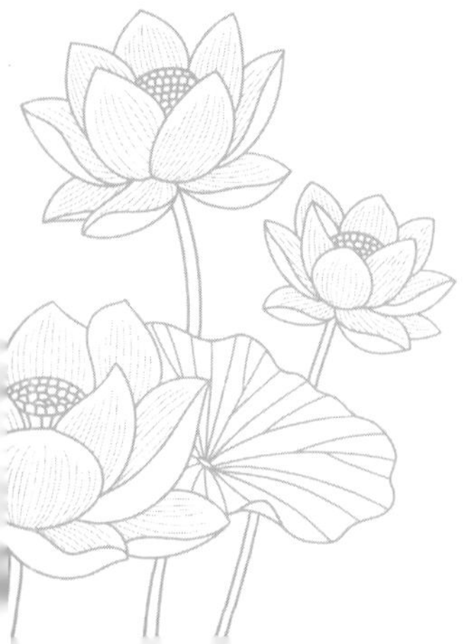

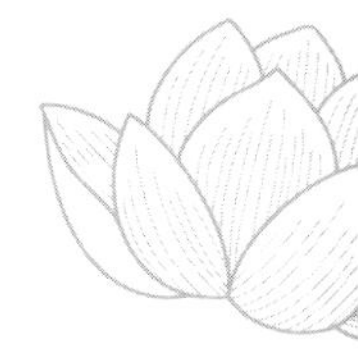

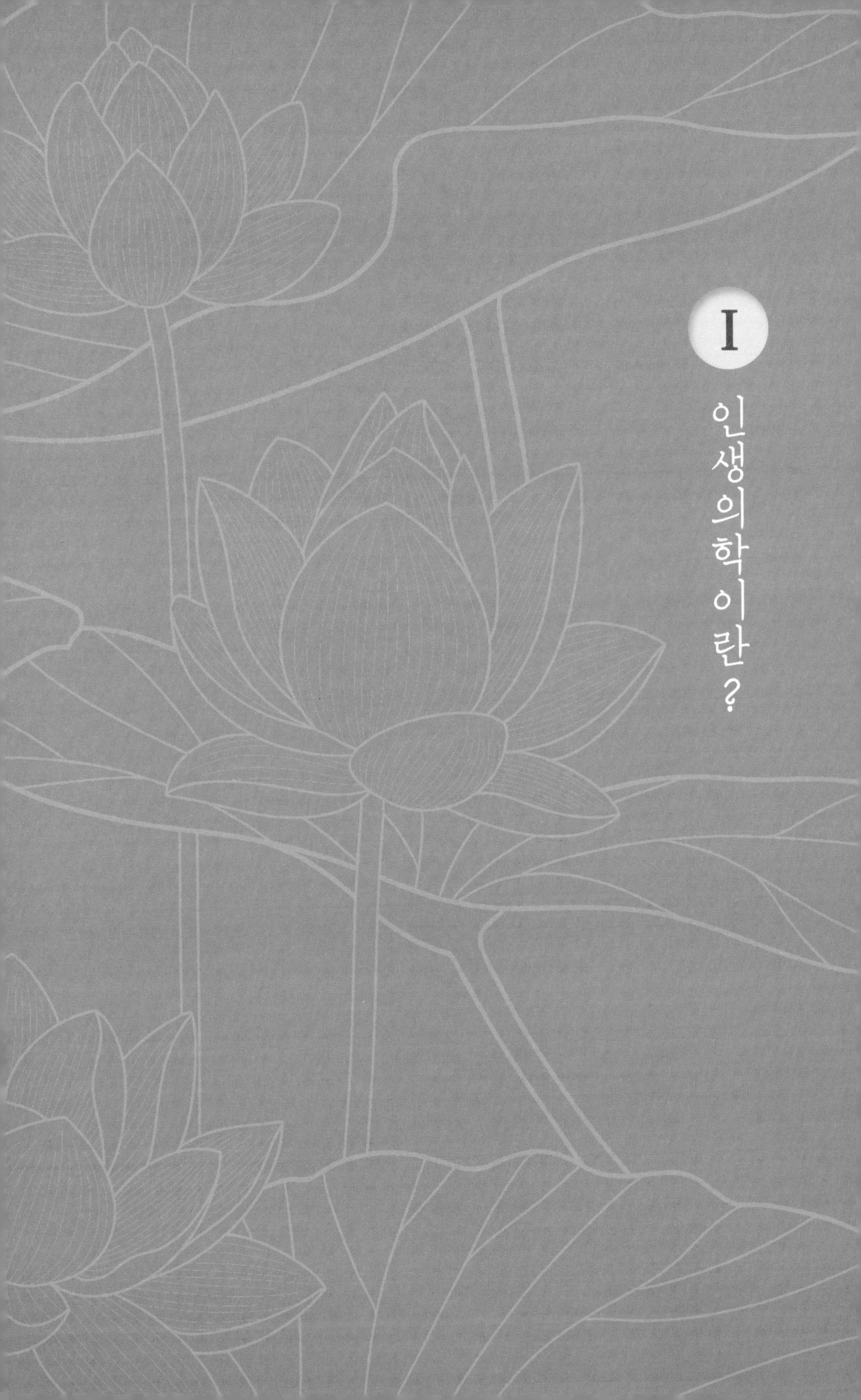

I

인생의학이란?

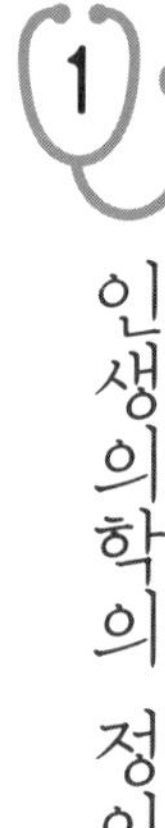

인생의학의 정의

　인생의학, 참으로 생소한 말이다. 그럴 수밖에 없는 것이 필자가 처음으로 시작했기 때문이다.

　의학이란 인체의 구조와 기능을 조사하여 인체의 보건, 질병이나 상해의 치료 및 예방에 관한 방법과 기술을 연구하는 학문이다. 그리고 인생(人生)이란 사람의 삶이다. 그러니 인체가 아닌 인생이란 말 뒤에 인체의 치료를 의미하는 의학이란 단어를 붙여 인생의학이라고 하는 것은 맞지 않다. 그럼에도 왜 의학이란 단어를 인생에 붙였을까? 여기에 인생의학이 지향하고자 하는 바가 있다.

　의학이란 신체의 병을 고치기 위한 학문이다. 그리고 병이란 신체에 이상이 생겨 정상적인 활동이 이루어지지 않아 괴로움을 느끼는 현상이다. 그런데 신체에 아무런 이상이 없어 정상적인 활동이 이루어지는데도 괴로움을 느끼는 사람이 있다.

　우선 각종 정신병이 그렇다. 물론 현대의학에서는 그 정신병조차도 신체의 이상에서 오는 현상으로 파악한다. 그런데도 정신병을 신체에는 아무런 이상이 없음에도 불구하고 괴로움을 느끼는 경우라 하는 이유는, 현대의학이 지향하는 정신병 치료의 목적은 완치가 아니라 호전이기 때문이다. 만약 정신병이 신체의 이상으로 생긴 것이라면 신체의 이상을 없애면 완치되어야 마땅하다. 그러나 완치는커녕 호전되기만 할 뿐이다. 이는 신체의 이상으로 정신병이 생긴 것이 아니라, 정신병으로 신체에 이상이 생겼음을 의미한다. 왜냐하면 정신병으로 인해 신체의 이상이 생긴 것이기에, 아무리 신체의 이상을 치유하더라도 정신병이 다시 신체의 이상을 일으킬 것이기 때문이다. 이것이 정신병이 호전되기만 할 뿐, 완치는 되지 않는 이유다. 따라서 정신병은 신체의 이상으로 생긴 것이 아니라 정신병이 생겨서 신체에 이상이 생겼다고 보아야 옳다. 그래서 정신병을 신체에 아무런 이상이 없어 정상적인 활동이 이루어짐에도 괴로움이 생긴 상태라 하는 것이다.

그리고 또 하나는 정신병이 없음에도 괴로움을 느끼는 경우이다.

남편은 벌이가 신통치 않으면서도 맨날 버럭거리고, 이미 혼기를 놓친 두 아들은 변변한 직업도 없이 일용직 노동을 전전하며 결혼할 생각도 없고, 이 세 남자를 부양하기 위해 마트에 나가 일하면서 괴로움에 빠진 60대 여인.

변변한 곳에 취직도 못 하고 결혼도 못 하고 부모님의 눈칫밥을 먹으며 삶이 고달파 자살을 고려하는 40대 여인.

어린 시절 공부를 잘했지만, 어느 순간인가부터 공부에 취미를 잃고 그래도 부모님의 기대에 부응하고자 열심히 공부하는 척하면서 대학입시를 준비하는 20대 중반의 청년.

이들은 필자가 인생 치유를 하면서 만난 환자들이다. 이들 역시 분명히 신체적으로는 아무런 이상이 없고 정신병으로 진단도 받지 않았음에도 괴로움이 존재하는 이들이다.

이처럼 분명히 신체에 이상이 없음에도 불구하고 괴로움이 존재하는 경우는 흔하다. 그런데 의학이 괴로움의 원인을 신체에 국한하는 한 이들의 괴로움을 없앨 방법은 없다. 정신병은 완화되기만 할 뿐, 그 이외의 것들은 각자가 알아서 해결해야 한다.

그런데 의학을 신체에 한정하지 않고 인생으로까지 더 넓혀 본다면 이들의 괴로움도 제거할 방법이 있지 않을까? 이러한 발상에서 인생이라는 단어에 의학을 이어 붙인 것이다. 따라서 인생의학에서는 괴로움의 원인을 신체에 한정하지 않고 인생이라는 범위로 넓힌다. 따라서 신체에 이상이 없음에도 생겨난 괴로움을 인생의 병이라 하고 "완치"를 목표로 한다.

따라서 인생의학이란 인생의 구조와 기능을 조사하여 인생의 병을 치료하고 예방하는 방법과 기술을 연구하는 학문이라 할 수 있다.

2 인생의학의 역사

1) 승려가 되다

선친은 일제강점기 때 와세다대학을 다니시면서 독립운동을 하셨다. 그러다가 사형선고를 받고 3년간 투옥되셨다. 일본 패전 후 남(南)은 미군정이, 그리고 북(北)은 소련이 통치한 후, 조국이 남과 북으로 갈라지자, 김구 선생님께서 북은 소련식민지이고 남은 미국식민지여서 아직 독립된 것이 아니니, 통일이 될 때까지 독립운동을 지속하라는 유언을 남기셨다고 한다.

그래서 조국 분단의 원인을 이념으로 본 선친은 우리 민족이 하나가 될 이념을 오랫동안 찾으셨다고 한다. 그러다가 통일신라불교에 그 해답이 있을 것이라 확신하셨다고 한다. 그래서 통일신라불교를 복원하시고자 스스로 승려가 되셨고 자택을 절로 만드셨다.

당시 필자는 대학교 1학년생이었다. 선친이 창건한 절에는 어린이회, 중고등학생회, 청년회, 그리고 대학생회 등 젊은 사람들이 많이 모여 있었다. 자연스럽게 필자도 선친의 법문을 듣게 되었고 생각 없이 살았던 이제까지의 삶이 후회스러웠다. 그래서 대학에 새롭게 들어갈 요량으로, 다니던 대학을 자퇴하고 결의의 표현으로 삭발하였다. 이것을 선친은, 아들이 승려가 되어 당신의 뒤를 이을 것이라 착각하시고 기뻐하시며 주변 사람들에게 말씀하셨다. 내 의도와는 상관없는 오해였지만 너무 기뻐하셨기에 그렇지 않다는 말도 못 한 채, 체험 삼아 통도사에 1년만 갔다 오라는 약속을 믿고 통도사로 들어갔다. 그렇게 나는 21살에 승려가 되었다.

2) 두 번의 깨달음

3군 법사단 후원회장이신 선친의 후광으로 육군교육사령부 군종병이 되었다. 그리고 선친은 1달에 1번씩 법문을 하러 오셨다. 그 내용은 조계종에서 배운 불교와 달랐다. 여쭈어보니 원효 스님 교학이라고 하셨다. 그 불교를 공부하고 싶다고 하자 일본 유학을 권유하셨다.

제대 후 일본으로 유학하러 갔다. 사실 불교는 대단히 어려운 학문이라 생각하고 있었다. 왜냐하면 스님들이나 불교학자들이 주장하는 불교는 무엇인가 심오한 듯하여 그 뜻을 알기가 어려웠기 때문이다. 그래서 일본 유학 중 불교가 무엇인지 알고 싶다는 욕망이 강했다.

그러던 중 입학 전 청강생이었을 때, 원효 스님의 [아미타경소(阿彌陀經疏)]의 '정토(淨土)와 예토(穢土)는 한 마음에 있다'라는 구절에서 커다란 깨달음이 있었다. 그 후 졸업할 때까지 수석을 놓치지 않았는데, 졸업논문을 쓰면서 두 번째 커다란 깨달음이 있었다. 학교에서 내 논문을 소책자로 만들어 배포하였다. 이런 일은 이 학교가 생긴 이래로 처음 있는 일이라고 했다.

졸업할 때쯤이 되자, 불교가 무엇인지 확실하게 알게 되었고, 더 이상 공부할 필요를 느끼지 못했다. 그러던 중 동경대 대학원에서 입학 제의가 들어왔다. 그래서 동경대를 비롯한 세계 유수 대학을 다니며 학위를 따서 한국에 돌아가 대학교수를 해야겠다고 생각했다. 더 이상 불교를 알고 싶다는 욕망은 없었지만, 여생을 대학에서 학생들이나 가르치면서 보내야겠다고 생각했기 때문이다.

3) 한국으로 돌아오다

그러던 중 선친이 오셔서, 한국에 불교학자는 있으나 스님은 하나도 없다고 하시면서 당신 아들이 공부를 잘하는 것은 좋으나 불교학자보다는 스님을 했으면 좋겠다고 말씀하셨다. 이 말씀에 커다란 울림이 있었다. 그래서 대학교수가 되어 불교를 가르치는 것보다 불교 승려로서 민중에게 불교를 전하는 삶을 살아야겠다고 결심했다. 그래서 한국에 돌아와 선친이 창건하신 서원사의 주지가 되었다.

그런데 막상 돌아와 보니 선친께서는 진학을 포기하고 돌아오라는 말이 아니라 불교학자가 되지 말고 스님이 되라는 말이었다고 하시면서 내가 진학을 포기한 것에 크게 낙담하셨다. 그래서 할 수 없이 동국대학원 인도철학과로 진학하였다. 하지만 학문에는 별 관심이 없고 자격증을 따듯이 학위에 열중하는 풍토와 학문의 성과로 보기 어려운 논문으로 학위를 취득하는 한국 대학의 모습은 참으로 한심스러웠다. 그래서 석사과정을 수료만 하고 논문은 제출하지 않은 채 학업을 마쳤다.

그러면서 불교를 전하고 신도를 모으기 위하여 '월간 본원'이라는 월간지를 발행했다. 그리고 불교 기초교리를 강의하고 신도회를 새로 조직하였다. 또 인터넷으로 법문을 시작했다. 당시 인터넷으로 법문을 시작한 사람은 필자가 최초였을 것이다. 그 덕분에 서울지방경찰청 북부경찰서와 경찰 종합 행정학교의 경승, 그리고 의정부교도소 교정 위원과 강북불교 연합회 총무가 될 수 있었다. 이렇게 나름의 성과가 있었다.

4) 세 가지 질문이 생기다

선친이 복원하시고자 하는 통일신라불교는 재가불교였다. 재가불교란 스님이 결혼하는 불교다. 재가불교를 채택하고 있는 곳 중에 일본의 정토진종이라는 교단이 있다. 선친은 이곳 정토진종과 친분이 있었고, 그 인연으로 정토진종 오타니파 소속인 광전사의 둘째 딸과 결혼하게 되었다. 결혼 후 처 고모부가 오타니파의 총무원장을, 처 언니의 남편이 교육원장을 지냈으니, 광전사는 나름 오타니파에서 좋은 인맥을 가진 절이었다. 조계종은 결혼을 허락하지 않아 승적이 없어질 처지에 있었을 때 오타니파로 들어 오라는 제안도 있었다. 하지만 그럴 생각이 없었기에 당분간 조계종 승적을 유지하고 있었다.

그러다 보니 의문이 생겼다. 조계종 스님은 독신이고, 또 부처님의 가르침에 의하면 불교 승려는 신도들의 시주에 의지하여 살아야지 다른 생산활동을 하면 안 된다고 하였다. 그런데 결혼한다는 것은 처자식이라는 부양가족이 생긴다는 것인데 과연 시줏돈으로 처자식을 부양해도 되느냐는 것이었다.

또 절의 주지를 하다 보면 인생의 고민으로 찾아오는 분들이 계시는데, 그들의 고민을 들어보니 신에게 의지하듯 부처님께 빈다고 해결될

일 같지가 않아서 그 고민의 원인을 면밀하게 살핀 후 그 해결책을 찾아주고 그 방법대로 해보라고 권유했다. 그리고나서 어땠는지 물어보면, 가르쳐 주신대로 했다고는 하지만 본인의 생각이 그럴 뿐 실제로는 본인들 방식대로 하니 그 고민이 해결될 리가 없었다. 실생활에서 신도들의 고민을 접하다 보면 내가 대학교에서 배운 불교는 전혀 도움이 되지 않았다.

그러다 보니 또 의문이 생겼다. 부처가 된다는 것, 깨달음을 얻는다는 것, 열반에 들어간다는 것, 해탈한다는 것, 죽어서 극락 간다는 것 등, 도대체 이런 것들이 왜 필요할까?

이런 의문은 자연스럽게 '종교란 무엇인가?' '왜 불교이어야 하는가?' '이 사회에서 불교 승려의 역할은 무엇인가?'라는 질문으로 이어졌다.

5) 또 한 번의 깨달음

이런 의문을 풀어보고자 1일 3정근 천일 정진에 들어갔다. 그러던 중 선친이 오봉사에서 납골당 사업을 시작하셨다. 오봉사 주지였기에 그 사업에 말려들어 한동안 승려의 신분으로 사업을 해야 하는 괴로운 세월을 보냈다. 그러다가 2000년 오봉사에 납골당을 완공하고 나서야 본래 자리로 돌아올 수 있었다.

그리고 중단되었던 천일 정진을 다시 이어갔다. 처음에는 1일에 3번 1시간 정도 서서 '나무아미타불'을 외는 것이었다. 그런데 꾀가 생겨서 1시간 동안 경전을 읽는 것으로 바꾸었다. 그러면서 [반야경(般若經)], [화엄경(華嚴經)], [법화경(法華經)], [열반경(涅槃經)], [해심밀경(解深密經)] 등 많은 불교 경전들을 10번 이상은 읽었던 것 같다.

　주지로 있는 서원사는 4층 건물이다. 1층과 2층은 세를 주고 3, 4층은 서원사가 사용했다. 그중 2층에, 효진 스님이라는 분이 살고 계셨다. 그 분은 일본인인데, 선친의 제자가 된 후 한국 여자와 결혼하여 한국인으로 귀화한 분이었다. 본래 한국에는 신학(神學)을 배우러 왔지만, 선친과의 만남으로 동국대학원 인도철학과에 진학해서, 원효 스님을 전공하여 박사학위를 받고, 당시에는 동국대학교에서 강사로 계셨다.

　어느 날 그 분이 내 서재의 문을 두드렸다. 찾아온 이유는, '원효의 정토사상'이라는 제목의 논문을 의뢰받았는데 제출기일이 임박하도록 도저히 쓸 수 없어서 100일 기도를 하는데, 꿈에서 관음보살이 나와 이 절의 주지를 찾아가라고 해서 왔다고 했다. 그래서 원효 스님의 정토사상이라면 원효 스님이 지은 [아미타경소(阿彌陀經疏)]와 [무량수경종요(無量壽經宗要)], [유심안락도(遊心安樂道)]를 참고로 쓰면 될 것이 아닌가 하였더니, 번역한 것이 있느냐고 물어서 번역본을 드렸다. 그런데 다시 올라와 읽어봐도 잘 모르겠다고 하여 어쩔 수 없이 강의를 하게 되었다. 그 결과물이 졸저 [불이정토론(不二淨土論)]이다.

　이러한 과정을 통해 또 한 번의 깨달음이 있었다. 이제까지는 무엇인가 부족함이 있는 깨달음이었다면 세 번째의 깨달음은 완벽한 깨달음 그 자체였다.

6) 인생치유프로그램이 만들어지다

　제자들이 생기고 괴로움을 호소하는 신도들이 찾아왔다. '나무아미타불' 정근을 시키니 정근 중에 떠올랐던 생각을 해석해 달란다. 그래서 화두처럼 주제를 주고 정근을 시킨 후, 정근 중에 떠올랐던 생각들을 적어 오게 하고 그 내용을 경전 읽는 눈으로 해석해 보았다. 그랬더니 신통하게도 그 해석이 당사자의 고민을 해결하는 열쇠가 되었다. 여기에 착안해서 어떻게 하면 사람들을 고통에서 벗어나게 할 수 있을까를 고민하게 되었고, 그러면서 그 내용을 더 개발하고 발전시키니 사람들의 생각을 읽어내는 방법이 개발되었다. 후에 이것을 '인생 내시경'이라 명명하게 되었다. 인생 내시경이 개발됨에 따라 인생치유프로그램이 개발되었고, 이렇게 인생의학이 시작되었다.

이것을 실험해 보기 위하여 수유사거리에 불교문화센터를 만들고 프로그램을 할 사람을 구해 인생의 병으로 고통받는 이들을 치료하기 시작하였다. 그러면서 프로그램은 한층 더 발전하였다.

이런 과정을 통하여 세 가지 질문에 대한 답을 얻을 수 있었다. 종교란 인간을 고통에서 벗어나게 하는 인생의학이어야 하고, 다른 종교는 그 방법이 민간요법에 가깝다고 하면 불교는 제대로 된 시스템을 갖춘 과학적인 인생의학이며, 승려는 수행자가 아니라 인생 치유사 즉 라이프닥터(Life Doctor)이어야 한다는 것이다.

7) 다시 시작하다

프로그램이 만들어지고 발전하는 동안 처가 암으로 사망했다. 그리고 사소한 오해가 발단되어 집안에 반목이 생겼다. 그 중심에 내가 놓여 있었다. 그러다보니 나는 더 이상 서원사에 있을 수가 없어서 한국을 버리고 일본이나 미국으로 가려고 했다. 그런데 오봉사가 조계종과의 분규에 싸여 있어서 할 수 없이 서원사를 버리고 오봉사로 들어오고, 프로그램은 중지되었다.

하지만 다시 재개하고 싶다는 열망은 강했다. 그러던 중 2018년 1월에 서울시 서초구 방배동에 강남불교대학을 세우게 되면서 다시 프로그램을 시작할 수 있었다.

처음에는 인생치유연구소로 시작하여 업장소멸센터로 그 이름을 바꾸고 다시 인생치유센터로 그 이름을 바꾸어 인생치유프로그램을 운영하며 지금에 이르고 있다.

3

인생의 구조와 기능

　인생의학이란 인생의 구조와 기능을 조사하여 병든 인생을 치유하고 건강한 인생을 유지하는 방법과 기술을 연구하는 학문이다. 따라서 인생의학이라는 말이 성립되려면 인생의 구조와 그 기능이 어떠한지가 밝혀져야 한다.

　인생이란 사람의 삶이다. 탄생에서 시작하여 죽음에 이르는 여정이다. 이러한 인생의 여정은 자동차 여행과 닮아있다. 왜냐하면 자동차 여행 또한 여정이기 때문이다.

　자동차 여행의 구성요소는 자동차, 운전자, 여정이다. 이 중 인생에 있어서 자동차에 해당하는 것은 무엇일까? 자동차가 움직이면 주변의 환경이 바뀐다. 그렇다면 우리 인생에 있어서 우리 주변의 환경이 바뀌게 하는 것은 무엇일까?

　삭막한 분위기도 재치 있는 말과 행동으로 화기애애하게 바꿀 수 있다. 그리고 화기애애했던 분위기도 험악한 말과 행동으로 삭막하게 바꿀 수 있다. 어디 분위기만 그런가. 우리가 지금 이루고 있는 이 문명은 어떤가? 창밖의 높은 빌딩들, 바다를 가로지르는 인천대교 등 도저히 인간의 능력으로 이루었다고 하기 어려운 많은 것들이 만들어져 있다. 이런 말이 있다. 생각을 말하면 계획이 되고 행동하면 현실이 된다고. 이처럼 내가 살고 있는 환경을 만드는 것은 내 말과 행동이다. 그러니 내 주변의 환경을 바꾸는 것은 당연히 말과 행동이다. 따라서 인생에서 자동차에 해당하는 것은 말과 행동이라고 할 수 있다.

그렇다면 운전자에 해당하는 것은 무엇일까? 운전자는 자동차를 움직여서 부리는 사람이고, 인생에 있어서 자동차가 말과 행동이니, 운전자는 말하고 행동하게 하는 그 무엇이다. 그러면 우리는 무엇을 말하고 행동하는가? 그것은 생각이다. 따라서 인생에 있어서 운전자에 해당하는 것은 생각이라고 할 수 있다.

이러한 내용을 토대로 인생을 자동차 여행에 비유하여 정리해 보면, 인생이란 생각이 말과 행동을 움직이고 부리면서 태어나 죽음에 이르는 여정이라고 할 수 있다. 따라서 인생을 구성하고 있는 요소는 생각과 말과 행동, 그리고 여정이며, 그 구조는 생각이 말과 행동을 움직이고 부리면서 탄생하여 죽음으로 이르는 여정이다.

그렇다면 기능은 어떠한가? 생각의 기능은 감각기관으로부터 감각된 정보를 사전 지식에 참고하여 분석하고 처한 환경을 판단한 후, 어떻게 말하고 행동해야 보다 유리한 환경이 될지를 찾아 결정하여 그것을 말하고 행동하게 하는 것이다. 그리고 말과 행동의 기능은 주변의 환경을 변화시키는 것이며, 여정의 기능은 탄생에서 죽음에 이르는 것이다.

4

인
생
의

병

그러면 인생의 병이란 무엇인가? 병이란 신체를 구성하고 있는 것들의 기능에 이상이 생겨 제대로 작동하지 않아서 괴로움이 생긴 현상이다. 따라서 여기에 인생을 대입시켜 보면, 인생의 병이란 인생을 구성하고 있는 것들의 기능에 이상이 생겨 제대로 작동하지 않아서 괴로움이 생긴 현상이라고 할 수 있다.

인생을 구성하고 있는 요소는 생각과 말과 행동, 그리고 여정이다. 이 중 여정의 기능은 탄생에서 죽음에 이르는 것인데, 탄생했으면 누구나 다 반드시 죽음에 이른다. 따라서 여정의 기능에 이상이 생길 수는 없다. 그렇다면 이상이 생길 수 있는 것은 생각과 말과 행동뿐이다.

그러면 생각의 기능은 무엇일까? 생각이란 감각기관이 외부 정보를 받아들이면 마음이 그것을 분석하여 처한 상황을 판단하고, 그 상황에 맞는 말과 행동을 탐색하여 결정하는 전 과정과 그 결과물이다. 따라서 생각의 기능을 구분해보자면, 첫째 분석의 기능으로써 감각기관이 받아들인 정보를 분석하는 기능, 둘째 판단의 기능으로써 자신이 처한 환경을 판단하는 기능, 셋째 탐색의 기능으로써 상황에 맞는 말과 행동을 찾는 기능, 넷째 결정의 기능으로써 상황에 맞는 말과 행동을 결정하는 기능이다. 따라서 생각의 기능 중 분석에 이상이 생기면 감각기관이 받아들인 정보를 분석하지 못하게 되고, 판단에 이상이 생기면 처한 상황을 판단하지 못하게 되고, 탐색에 이상이 생기면 상황에 맞는 말과 행동을 찾지 못하게 되고, 결정에 이상이 생기면 상황에 맞는 말과 행동을 결정하지 못하게 된다.

그러면 말과 행동의 기능은 무엇인가? 표현의 기능이다. 즉 생각을 표현하는 것이다. 따라서 말과 행동의 기능인 표현에 이상이 생기면 생각을 표현하지 못하게 된다.

이상과 같이 생각의 기능 중 분석, 판단, 탐색, 결정과 말과 행동의 기능인 표현에 이상이 생겨 괴로움을 느끼는 현상이 인생의 병이다. 그런데 '이상'이란 '정상'이 아니라는 말이다. 따라서 '이상'을 판단하려면 우선 '정상'이 정의되어야 한다. 그런데 감각기관을 통해 같은 정보를 받아들였어도 그것을 분석하고 판단하고 탐색하고 결정하고 표현하는 방법은 사람마다 각기 다르다. 그렇기에 똑같은 상황에서도 분석하고 판단하고 탐색하고 결정하고 표현하는 방식은 다 다르지 않은가. 이런 상황에서 어떤 분석, 판단, 탐색, 결정, 표현을 '정상'이라 할 수 있을까? 이것은 대단히 어려운 문제다. 따라서 우선 '정상'인 범주가 정의되어야 한다.

1) 건강한 인생

생각과 말과 행동의 기능에 이상이 있는 것이 인생이 병든 것이라면 생각과 말과 행동의 기능이 정상이라는 말은 인생이 건강하다는 것이다. 그러면 생각과 말과 행동의 기능이 정상인 상태는 어떤 것일까?

첫째, 분석, 판단, 탐색, 결정, 표현은 개인적인 경험, 감정, 상황, 문화에 따라 다를 수는 있지만 그래도 일반적이어야 한다. '일반적'이란 특별하지 않은 것으로, 개인적인 경험, 감정, 상황, 문화 등을 고려했을 때 납득할 수 있고 또 특별하다 하더라도 그 이유를 알게 되면 납득할 수 있어야 한다.

예를 들어 지하철을 타고 가는데 옆에 개가 서 있다. 놀라서 옆을 보니 시각장애인이 개의 목줄을 잡고 있다. 시각장애인 안내견인 것을 알게 되어 불편함을 표현하지 않았다. 여기에서 개인적인 경험, 감정, 상황, 문화 등에 따라 분석, 판단, 탐색, 결정, 표현이 각기 다를 수는 있다. 하지만 지하철에서 개를 만나 의아하게 생각되고 시각장애인 안내견임을 알고 불편함을 표현하지 않는 것은 일반적이다.

둘째, 탐색과 결정, 표현은 스스로에게 이익되는 것이어야 한다. 그리고 그 이익은 일반적으로 납득할 수 있어야 한다.

예를 들어 길거리에서 100만원을 주웠다. 그것을 자신이 가지든 아니면 주인을 찾아 주든, 한 사람은 본인의 금전적인 이익을 위해, 또 한 사람은 도덕적인 이익을 위해 그 어떤 결정이든 자신을 위한 결정이라고 이해될 수 있다. 또 나라를 팔아먹고 호의호식하는 매국노나, 전 재산을 탕진하고 가족을 고생시키면서 경찰에 끌려가 고문을 당하며 비참한 최후를 맞이하는 독립운동가나, 하나는 자신의 명리를 위해 또 하나는 자신이 믿는 대의를 위한 결정으로, 두 사람 모두 자신을 위한 결정이라는 것을 납득할 수 있다. 이와 같은 경우는 '정상'이라 할 수 있다.

그렇다면 생각과 말과 행동의 기능인 분석, 판단, 탐색, 결정, 표현에 '이상'이 생긴 상태는 어떤 것인가? 그 기능을 구분해서 살펴 보겠다.

2) 분석

분석이란 자신이 처한 상황을 판단하기 위해 감각기관이 수집한 정보를 마음이 경험과 학습에 의해 정립된 사전 지식을 참고하여 분석하는 과정을 말한다. 이 분석이라는 기능에 이상이 생기면 정보를 분석하지 못하게 된다.

감각한 정보를 전혀 분석하지 못하는 경우가 있다. 환각(幻覺)이나 환청(幻聽)을 말하는데, 조현병이 대표적인 증상이다. 조현병이 아니더라도 간헐적으로 환각이나 환청을 경험한다면 그것이 종교적인 체험이라 하더라도 이것은 인생의 병을 의심하여야 한다.

또 감각한 정보를 다르게 분석하는 경우가 있다. 망상이다. 망상에는 두 가지가 있는데 하나는 과대망상이고 또 하나는 피해망상이다. 과대망상이란 사실보다 과장하여 터무니없는 헛된 생각을 하는 증상이고, 피해망상이란 남이 자기에게 해를 입힌다고 생각하는 증상이다.

과대망상은 종교적 망상과 사회적인 망상과 정치적인 망상으로 구분할 수 있는데, 우선 종교적인 망상은 자신을 신이나 메시아로 생각하는 경우, 악령이나 신의 감응을 받는다고 믿는 경우, 종교적 의식을 수행해야만 한다고 믿는 경우가 흔히 볼 수 있는 증상이다. 그리고 정치적인 망상은 자신이 정치적으로 중요한 역할을 해야 한다고 믿는 경우가 흔한 증상이며, 사회적 망상에는 자신이 특별하거나 유명한 사람이라고 믿는 경우, 자신이 뛰어난 지식이나 능력을 가지고 있다고 믿는 경우가 흔히 접할 수 있는 증상이다.

피해망상은 "누군가가 나를 감시하고 있다", "나를 음해하려고 계획을 세우고 있다"와 같이 타인이 자신을 감시하거나 음해할 거라고 믿는 경우, "누군가가 나를 희롱하거나 비방하고 있다"와 같이 자신을 괴롭히거나 헐뜯는 행위를 믿는 경우, "누군가가 나에게 해를 입히려고 한다"와 같이 자신에게 물리적인 해를 입히거나 정신적인 고통을 주려는 행위를 믿는 경우, "누군가가 내 생각이나 행동을 조종하고 있다"와 같이 외부의 힘에 의해 자신의 의지가 통제된다고 믿는 경우 등이 피해망상의 흔한 증상이다.

이러한 망상이 지속되거나 아니면 간헐적으로 이런 현상이 일어난다면 인생의 병을 의심하여야 한다.

3) 판단

감각기관으로부터 전달받는 정보를 마음이 사전 지식을 참고하여 분석하는 이유는 자신이 처한 상황을 판단하기 위한 것이다. 따라서 판단이란 판단된 상황을 말한다. 그런데 판단의 기능에 이상이 생기면 제대로 분석했지만 자신의 상황을 판단하지 못한다.

하지만 착시처럼 인식이 모호한 상황, 데자뷰, 새롭거나 익숙하지 않은 상황, 꿈이나 임사체험, 가상 현실, 깊은 명상에 들어가 자아가 사라진 상태, 극한 상황에서 시간이 천천히 흐르는 것처럼 보이는 상황 등의 경우는 제대로 분석했지만 판단할 수 없는 상황이다. 하지만 이것은 일반적이어서 누구나 납득할 수 있다.

하지만 공부하지 않아도 좋은 성적을 받을 수 있다고 생각하는 학생,

또는 사업이 망해 가는데도 불구하고 아직 괜찮다고 생각하는 사업가, 면접 중 자신의 능력을 의심하는 재능 있는 구직자, 건설적인 피드백을 받으면서도 자신이 실패하고 있다고 생각하는 학생, 건강한 관계에 있는 사람이 정서적 친밀감을 독립하지 못한 것으로 오해하는 경우 등은 분석은 제대로 하고 있지만 상황은 제대로 판단하지 못하고 있다. 판단의 기능에 이상이 있는 경우이다.

4) 탐색

자신의 상황이 판단되었다면, 그 상황을 자신에게 유리하게 바꾸기 위해 어떤 말과 행동을 해야 할지 탐색해야 한다. 그런데 탐색의 기능에 이상이 생긴 사람은 상황을 유리하게 바꾸기 위해 어떤 말과 행동을 해야 할지 탐색하지 못한다.

예를 들어보겠다. 마케팅 회사에서 근무하는 유능한 사람이다. 어느 날 팀 회의에서 매니저가 새 프로젝트를 발표하며 누군가 자원해서 프로젝트를 이끌어줄 사람을 요청하자, 매니저와 직원들은 모두 그를 쳐다본다. 그는 해당 주제에 대해 잘 알고 있으며 과거에도 비슷한 업무를 성공적으로 처리한 적이 있는데도, 잠재력과 자신감을 최대한 발휘하는 대신, "나는 큰 일을 맡으면 항상 실수를 하곤 한다. 회사 사람들 앞에서 실패하면 어쩌지? 다른 사람이 나보다 더 자격이 있을 수도 있어"라고 생각해서 다른 사람에게 미루고 후회한다.

생각해 보자. 그 업무를 잘 알고 있고 성공해본 경험도 있으며 매니저와 직원들도 프로젝트를 이끌어줄 적임자라고 생각하고 있다. 자신의 유능함을 입증시킬 좋은 기회임에 틀림없다. 그런데 실패해서 망신당할 두려움이 더 크다. 다시 말해서 실패해서 망신당할 두려움이 자신의 상황을 보다 유리하게 바꿀 말과 행동을 탐색하지 못하게 한다.

어떤 일이라도 실패할 수 있다. 그렇기에 더 철저하게 준비하여야 한다. 그리고 실수할 수도 있다. 그렇기에 더 긴장하고 더 꼼꼼히 살펴야 한다. 그리고 설사 실패했더라도 망신당할 것을 두려워 할 일이 아니라 그것을 반면교사로 삼아 발전해야 한다. 그런데 두려움으로 인해, 어떻게 하는 것이 그 상황에 맞는 말과 행동인지를 탐색조차 하지 못하게 만든다.

이 예시는 탐색의 기능에 이상이 생긴 모습을 잘 나타내고 있다.

5) 결정

자신이 처한 상황을 올바르게 판단했고, 상황을 유리하게 바꾸기 위해 어떻게 말하고 행동해야 하는지 알고 있다. 그렇다면 이제 결정을 내려야 한다. 그런데 결정의 기능에 이상이 생기면 자신의 상황을 유리하게 만들 수 있는 결정을 하지 못한다.

여기 예시가 있다. 안정적인 회사에서 일하지만, 일이 재미도 없고 저임금에 시달리는 사람이 있다. 어느 날, 한 회사에서 취직 제의를 받았는데, 급여도 더 높고 자기에게 맞는 역할이며 더 큰 성장을 할 수 있는 일이다. 게다가 이 업계를 잘 알고 있고 평소에 가고 싶어 했던 곳이기도 하다. 그래서 임금 협상하는 법과 현재 직장에서 사직하는 방법까지 연습했다. 논리적으로 모든 것이 맞아떨어지고 새로운 직장으로 옮기면 더 발전할 것이 분명한데, 결정을 내려야 할 때가 되자 망설이다가 시간만 흐른다. 결국 제안을 거절한 후 좌절감에 빠진다.

이 예시를 보면 지금 자신은 안정적이라는 것 이외에는 재미도 없고 임금도 낮은 직장에 다니고 있다. 그런데 다른 회사에서 제안이 들어왔는데 임금도 높고 재미도 있고 하고 싶었던 일이기도 하다. 이렇게 상황 판단을 하고 어떻게 말하고 행동해야 자신에게 유리할지 탐색한 결과 이직하는 게 더 좋겠다는 생각이 들었다. 그래서 협상하는 법과 사직하는 법까지 연습했다. 그런데 막상 결정할 때가 되자 아무 이유 없이 망설여진다. 그러다가 거절하기로 결정한다.

분명히 분석과 판단 그리고 탐색까지는 잘 했다. 그러나 전혀 납득할 수 없는 결정을 한다. 이것이 결정에 이상이 있는 예다.

6) 표현

상황을 정확하게 판단했고, 상황을 자신에게 유리하게 바꾸기 위해 어떻게 말하고 행동해야 하는지도 알고 있으며, 옳은 결정을 내렸다. 그런데 표현의 기능에 이상이 생기면 정작 말하고 행동할 때는 자신의 결정과는 다른 말과 행동을 하게 된다.

예시를 들어보자. 팀원 중 한 명이 몇 주째 부진한 성과를 보여서 프로젝트 전체에 영향을 미치고 있다. 그래서 팀 리더로써 그 팀원과 대화를 하면서 왜 부진한 성과를 보이는지 원인을 파악하고 상황에 따라 위로를 하든 거북한 말이라도 하든 해야겠다고 생각했다. 그래서 다음날 팀원을 불렀다. 그런데 막상 팀원을 마주하니 아무 말도 할 수 없었고 서로 일상적인 안부와 쓸데없는 대화를 나누다가 헤어졌다.

여기에서 팀 리더는 한 팀원이 프로젝트 전체에 악영향을 끼치고 있다고 상황판단 했다. 그래서 그와 대화를 통해 그의 상태를 바꾸기로 결정했다. 하지만 말과 행동은 결정과 다르게 말하고 행동했다.

이것은 일반적이지도 않고 전혀 납득할 수도 없는 행동이다. 이런 경우가 말과 행동의 기능인 표현에 이상이 생긴 것이다.

이상으로 인생의 구성요소인 생각과 말과 행동의 기능 중 분석, 판단, 탐색, 결정, 표현의 기능에 이상이 생긴 경우를 예시로 살펴보았다. 이와 같이 생각과 말과 행동의 기능에 이상이 생겨 괴로운 인생을 살고 있다면 이것은 인생이 병든 것이다.

그런데 인생의 병이 있다면 아무리 노력해도 성공할 수 없고, 행복한 가정을 만들 수도 없으며, 어디를 가더라도 누구를 만나더라도 어떤 일을 하더라도 인생의 괴로움은 끝나지 않는다. 이것은 팔자가 사나워서도 아니고, 신의 저주를 받아서도 아니고, 조상이 도와주지 않아서도 아니다. 그 원인은 오로지 단 하나, 인생의 병 때문이다. 따라서 인생의 병이 치료된다면 그런 고통에서 벗어날 수 있는 것이다.

자! 그렇다면 인생의 병은 어떻게 치유하는가? 치유하는 방법에 대하여 알아보겠다.

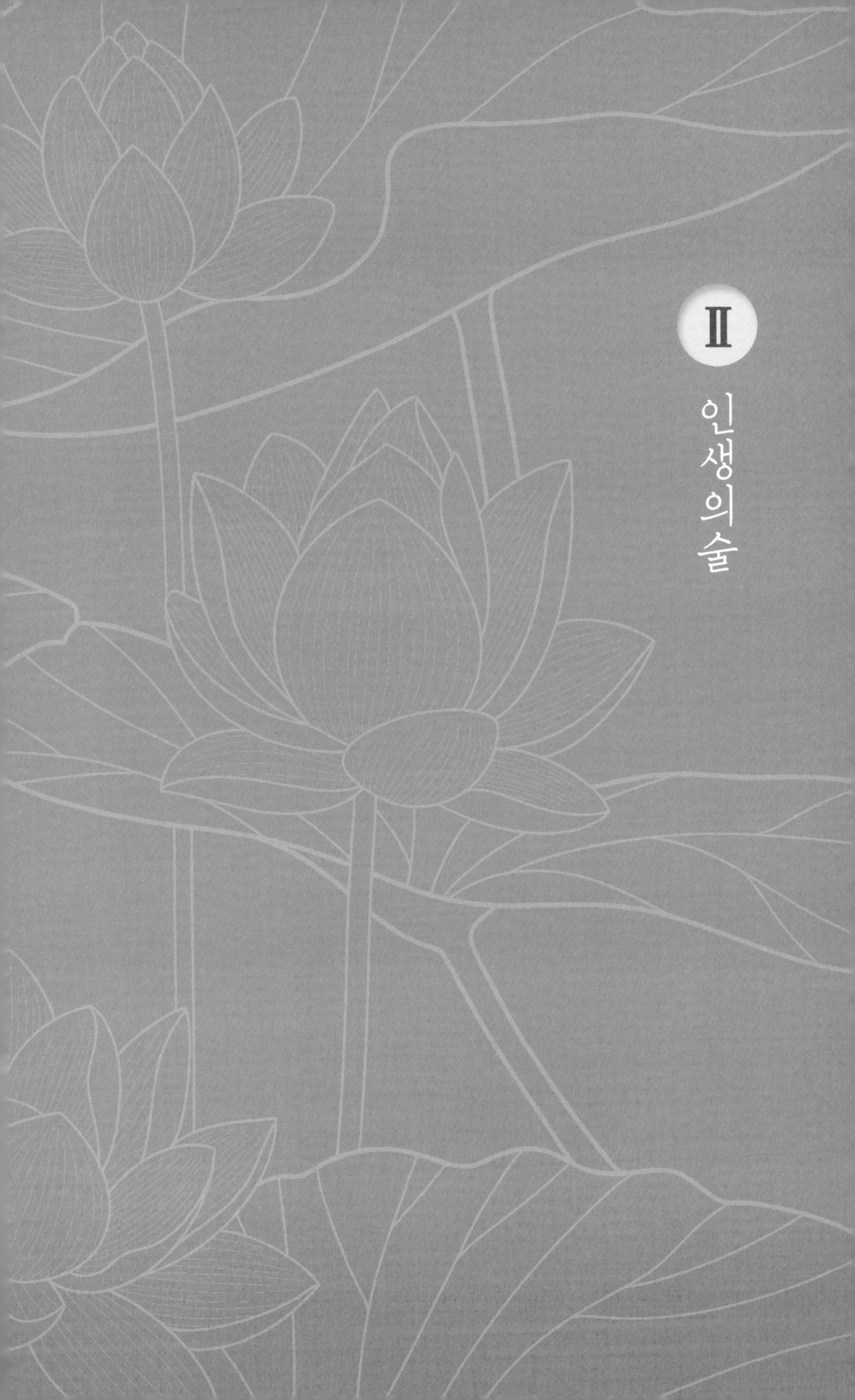
Ⅱ
인생의 술

인생의 병이란 인생의 구성요소, 즉 생각과 말과 행동의 기능에 이상이 생겨서 괴로움이 생긴 현상이다. 생각 기능의 이상은 분석, 판단, 탐색, 결정의 이상이고, 말과 행동 기능의 이상은 표현의 이상임은 이미 설명하였다. 여기에서 분석이란 감각기관이 받아들인 정보를 분석하는 것이고, 판단이란 분석한 자료를 근거로 처한 상황을 판단하는 것이고, 탐색이란 상황을 유리하게 바꿀 수 있는 말과 행동을 탐색하는 것이고, 결정이란 그것을 결정하는 것이고, 표현은 그 결정을 말하고 행동하는 것이라는 것도 이미 설명하였다.

그런데 분석, 판단, 탐색, 결정, 표현의 전 과정은 경험을 참고로 한다. 경험이란 개인이 특정한 사건이나 활동을 통해 얻은 지식, 기술, 감정 등을 의미하는데, 이는 시간의 흐름에 따라 쌓여가는 것으로, 개인의 삶에서 중요한 역할을 한다. 경험에는 직접 경험과 간접 경험이 있는데, 직접 경험은 자신의 감각이나 행동을 통해 얻은 경험이고, 간접 경험은 책이나 영화를 보는 것처럼 타인의 경험을 듣거나 관찰함으로써 얻는 경험이다. 이것은 분석, 판단, 탐색, 결정, 표현에 중요한 역할을 하는데, 생각과 말과 행동의 기능에 이상을 일으키는 원인이기도 하다.

초등학교 산수를 공부하면서 재미있다며 하버드대학을 가겠다고 허언하는 20대 후반 과대망상 환자. 분석에 이상이 생긴 경우다. 우리가 생각하고 말하고 행동하는 이유는 자신이 처한 환경을 보다 살기 좋게 바꾸기 위한 것이다. 그런데 그는 가난한 가정형편과 현실에 안주하며 더 좋아질 노력을 하지 않는 가족들에 둘러쌓여 있다. 환경을 바꿀 수 있는 유일한 방법은 집에서 나오는 것이지만, 왕따로 얼룩진 학창 시절로 인해 대인관계를 잘할 자신도 없다. 이 환자가 감각기관이 받아들인 정보를 분석하지 않는 이유는 잘 판단하더라도 환경을 좋게 바꿀 방법이 보이지 않기 때문이다. 이런 경험이 분석에 이상을 일으킨 것이다.

판단의 예시로 제시했던, 공부하지 않아도 좋은 성적을 받을 수 있다고 생각하는 학생은 공부하지 않았어도 좋은 성적을 얻을 수 있다는 경험이, 사업이 망해 가는데도 아직 괜찮다고 생각하는 사업가는 망하다가도 다시 일어선 경험 혹은 상황을 제대로 판단할 수 없게 하는 경험이. 또 면접 중 자기 능력을 의심하는 재능 있는 구직자는 자존감이 떨어지게 하는 경험이, 건설적인 피드백을 받으면서도 자신이 실패하고 있다고 생각하는 학생은 그 피드백을 건설적인 것으로 판단할 수 없는 경험이 있었기 때문이다.

또 탐색과 결정 그리고 표현의 예시 역시 그렇게 생각하게 하는 경험이 자신에게 유리한 말과 행동을 탐색할 수 없게 하였고, 결정할 수 없게 하였고, 표현하지 못하게 한 것이다.

이처럼 분석, 판단, 탐색, 결정, 표현에 이상을 일으키는 원인은 경험이다. 따라서 인생의 병을 치유한다는 것은 이상을 일으키는 경험을 치유하는 작업이다.

따라서 인생 치유는 진단(찾기), 치유(바꾸기), 교정(알아차리기), 유지(없애기)의 네 단계로 나뉜다. 진단이란 인생의 기능에 이상을 일으키는 경험을 찾는 작업이고, 치유란 인생의 기능에 이상을 일으키는 경험을 바꾸는 것이고, 교정이란 이상을 일으키는 경험으로 습관이 된 생각과 말과 행동을 알아차리는 것이고, 유지란 생각과 말과 행동에 있는 인생의 기능에 이상을 일으키는 습관을 없애는 것이다.

그러면 이 네 단계가 어떤 원리로 어떻게 구동되는지 알아보자.

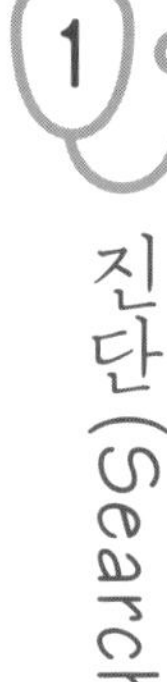

진단(Search)

　진단은 인생 병의 원인을 찾는 과정이다. 이 과정에서는 두 가지 주요 요소를 살펴본다. 첫 번째는 개인의 생각, 말, 행동에서 기능의 이상을 찾아내는 것이다. 여기에는 분석, 판단, 탐색, 결정, 표현 등의 기능이 포함되며, 이를 위해 설문지가 사용된다. 두 번째는 이러한 기능에 이상을 일으키는 개인의 경험을 찾는 것이다.

　환자의 경험은 그들의 과거에 뿌리를 두고 있으며, 이는 생각 속에 존재한다. 즉, 환자와 의사가 같은 공간에 있을지라도, 환자의 생각은 그 공간에 존재하지 않는다. 몸의 병은 의사와 환자가 함께 있는 공간에서 다양한 방법(진맥, 촉진, X-ray, CT, 내시경 등)을 통해 신체 내부를 살펴보며 진단할 수 있지만, 인생의 병은 그렇지 않다. 환자의 진술 외에는 환자의 상태를 파악할 방법이 없기 때문이다. 그러나 환자의 진술만으로 진단을 내리는 것은 정확하지 않을 수 있다. 따라서 병의 원인을 제대로 알지 못한다면 치료도 불가능하다는 것은 자명한 일이다.

이런 문제를 해결하기 위해 개발된 것이 인생 내시경이다. 인생 내시경은 의사가 환자의 생각 속으로 들어가 그들의 상태를 살펴볼 수 있는 장치이다. 이 장치가 없다면 의사는 환자의 진술에만 의존해야 하며, 이는 의학이 아니라 상담에 가깝다. 따라서 인생 내시경은 인생 의학을 성립시키는 데 중요한 역할을 한다. 그렇다면 인생 내시경은 어떤 원리로 작동하는지 알아보겠다.

1) 인생 내시경

인생 내시경은 환자의 생각을 보는 장치다. 이 장치에는 불교에서 말하는, 생각이 생기는 원리를 이용한 불교의 명상법이 사용된다.

생각이 생기는 원리는 불교 경전 중 [해심밀경(解深密經)]에서 찾아볼 수 있다. [해심밀경]에 의하면 감각기관이 외부의 정보를 감각하면 마음이 생기고, 거울에 영상이 투영되듯 마음에 생각이 투영되면 생각만 남고 마음은 사라진다고 한다. 다시 말해서 눈이 사물을 보면 마음이 생기고, 그 마음에 생각이 투영되면 마음은 사라진다는 것이다.

이것에 의하면 생각이 만들어지는 필수 요인은 자극이다. 자극에는 두 가지가 있다. 하나는 감각기관을 통해 들어오는 외부 자극이고, 또 하나는 기억을 통한 내부 자극이다. 인생의 기능에 오류를 일으키는 원인을 찾는다는 것은 분석, 판단, 탐색, 결정, 표현에 이상을 일으키는 경험을 찾는다는 것이다. 즉, 기억이다. 따라서 라이프닥터가 봐야 할 생각은 기억을 통한 내부 자극으로 생기는 생각이다. 그러기 위해서는 외부 자극은 약화시키고 내부 자극은 증폭시켜야 한다.

그래서 사용되는 것이 불교의 명상 중 사마타라는 명상법이다. 사마타는 인도어로 '멈춘다'는 뜻이다. 여기에서 멈추어야 하는 것은 외부 자극이다. 그것은 기억에 의한 내부 자극을 증폭시키기 위해서다. 그렇게 해서 일어난 생각을 관하는 수행법이 사마타다. 이것이 사마타(멈춤명상)를 사용하는 이유다.

이런 상태에서 의사는 의사가 봐야 할 생각을 떠올리게 해야 한다. 그러려면 그런 생각이 떠오르게 하는 자극이 필요하다. 그래서 사용되는 것이 질문이다.

이해를 돕기 위해 최근에 찾아온 의뢰자의 예시를 들어보겠다. 이 의뢰자는 딸이 정신을 차리지 못하고 사는 것 같아 걱정인 어머니였다. 그래서 '딸은 왜 정신을 차리지 못하는가?'라는 질문을 주고 사마타(멈춤명상)를 하게 했다.

사마타 방법은 합장하고 서서 '나무아미타불'을 외우며 움직이지 않고 1시간 동안 서 있는 것이다. 여기에서 이런 의문이 생길 수 있다. 앉지 않고 왜 서야 하나? '명상'하면 흔히 '좌선'을 떠올리기 때문이다. 앉지 않고 서는 이유는 좌선이 익숙하지 않은 사람이 1시간 동안 앉는다는 것은 상당히 힘들고, 몸이 고통스러우면 고통이 자극이 되어 내부 자극을 방해하기 때문이다. 그러나 1시간 동안 서 있어 보면 의외로 그렇게까지 힘들지 않다는 것을 알게 된다. 그리고 1시간 동안 사마타(멈춤명상)를 하는 이유는 30분이 지난 후에 나오는 생각들이 유의미하기 때문이다. 또 합장하고 서서 움직이지 않고 '나무아미타불'을 외게 하는 것은 감각을 최소화하여 외부 자극을 약화시키기 위해서다.

여기서 주의하여야 할 것은 질문의 용도다. 질문은 자극을 주기 위한 것이지 답을 찾기 위한 게 아니다. 따라서 질문에 대한 답을 찾을 필요는 없다. 사마타(멈춤명상)를 시작하면서 질문을 떠올린다. 그러다 보면 질문과 아무 상관 없는, 정말 쓸데없다고 생각되는 생각들이 떠오르기 시작한다. 이때 이 생각을 멈춰서는 안 된다. 저절로 멈추어질 때까지 계속하다가 멈춰지면 다시 질문을 떠올린다. 그리고 또다시 쓸데없는 생각이 떠오르면 저절로 멈춰질 때까지 계속하다가 생각이 멈춰지면 다시 질문을 떠올린다. 이것을 1시간 동안 반복하며 서서 '나무아미타불'을 하는 것이다.

1시간이 끝나면 사마타(멈춤명상) 중에 떠올랐던 쓸데없는 생각들을 생각나는 대로 적는데, 이때 생각은 총 3가지로 구분된다. 첫 번째는 이미지인데 이것은 자신이 실제로 경험한 적이 없는 것으로 스냅사진과 같은 것일 수도 있고 스토리를 가진 동영상일 수도 있다. 예를 들어 '내 코앞에서 나를 노려보는 호랑이' '몸과 떨어져서 떠드는 목' 등. 그런데 만약 '아버지의 손을 잡고 걸어가는 어린 나'처럼 있을 법한 일이지만 실제로는 그런 일이 없었다면 이런 것도 이미지가 된다. 이처럼 실제로 일어나지 않았던 것들은 다 이미지다. 그리고 두 번째는 사건이다. 이것은 실제로 있었던 일이다. 그리고 세 번째는 사색이다. '나는 왜 이럴까?' '인생이란 어떤 것일까?' '이렇게 해서 내가 이렇게 되었나?' 등 이미지도 아니고 사건도 아닌 생각들이다.

이런 생각 중 진단에 가장 도움이 되는 것은 이미지다. 그래서 이미지부터 적어야 하는데 사실 사마타(멈춤명상)가 끝나고 적으려고 하면, 1시간 동안 '나무아미타불'만 한 것 같고 아무런 생각도 나지 않은 것 같을 때가 많다. 그렇다면 이때 지금 자신의 감정 상태를 살핀다. '내가 왜 이런 감정 상태가 되어 있지?'를 생각하다 보면 사마타(멈춤명상) 중 했던 생각들을 떠올릴 수 있다. 그중 가장 먼저 떠오르는 것이 사색, 그다음이 사건이다. 그런데 이것들을 먼저 적으면 이미지를 찾지 못한다. 따라서 이것들이 떠오르더라도 무시하고 이미지를 먼저 찾아보아야 한다. 이렇게 해서 수집된 정보는 마치 X-ray의 필름과 같은 상태다. 이것을 라이프닥터가 해석해서 환자의 상태를 알아내야 한다.

쉬운 이해를 위해 앞의 예시로 돌아가 보자. 의뢰자에게 '딸은 왜 정신을 차리지 못하는가?'라는 질문을 드리고 앞에서 설명한 바와 같이 사마타(멈춤명상)를 하게 한 후, 사마타(멈춤명상) 중에 떠오른 생각들을 적어 오게 하였다. 그랬더니 핸드폰, 맑은 하늘과 맑은 시냇물, 머그잔, 딸의 책상을 적어 왔다. 그래서 핸드폰과 연관된 생각을 물어보니 페이스북이라고 답했고, 맑은 하늘과 맑은 시냇물과 연관된 것을 물어보니 순수함이라 답했고, 머그잔과 연관된 것을 물어보니 집에서 막 쓰는 컵이라 답했고, 딸의 공부 책상과 연관된 것을 물어보니 누가 시킨 것도 아닌데 스스로 공부하면서 짜증을 내는 딸이라고 대답했다. 이 정보로 의뢰자의 딸이 정신을 차리지 못하는 이유는 자기 삶을 살지 못하는 것이 원인이며 자기 삶을 제대로 살지 못하는 이유는 주변에 너무 신경 쓰기 때문이라고 해석했다.

이처럼 외부 자극을 약화시키고 내부 자극을 증폭시키는 사마타(멈춤명상)를 시키면서 보고 싶은 생각을 떠올릴 수 있는 질문으로 자극을 한 후, 떠오른 생각들을 적어 오게 하여 그것을 해석하면 환자의 상태를 알 수 있다. 이것이 인생 내시경의 원리다.

2) 찾기(Search)

인생 병의 원인은 한 번의 인생 내시경으로 찾을 수 있는 것이 아니다. 예시에서와 같이 제대로 자기 인생을 살지 못하는 원인이 주변의 눈치를 살피는 것이라면 그다음에는 '왜 주변의 눈치를 살피나?'라는 질문을 주어 다시 인생 내시경을 통해 그 원인을 찾아야 한다. 이렇게 해서 인생의 기능에 이상을 일으키는 경험을 하게 된 시점까지 찾아 들어가야 하는데, 때때로 그것이 어머니 자궁으로까지 들어가는 일도 있다.

초등학교 5학년과 2학년의 두 아들을 둔 엄마가 있었다. 이분의 고민은 자신이 낳은 아이임에도 큰아들이 이유 없이 밉다는 것이다. 그래서 인생 내시경을 통하여 진단하다가 마지막으로 나온 이미지는, 바다에 정박한 큰 배가 오염수를 버리는데 그 바닷속에는 태아가 있었다. 이것은 어머니가 아버지와 동침하는 장면이다. 어머니는 원치 않으면서도 아버지와 동침한다. 이때 아이는 살기 위해서는 하고 싶지 않은 것도 참으며 해야 한다는 것을 학습하게 된다. 이러한 학습이 선천적으로 갖고 태어난 동적인 성향을 억누르게 하였다. 그런데 큰 아들은 자신을 닮아 동적인 성향을 가졌는데, 그것을 참지 않고 마음껏 행동한다. 그러다 보니 아이에게 미운 생각이 들게 된 것이다.

그리고 또 다른 사례도 있다,

부잣집 아들이고 잘생겼으며 좋은 직장도 가지고 있다. 여자를 사귀기는 하는데 오래가지 못한다. 여자들이 먼저 헤어지자고 한다. 그러다 보니 40세가 넘었는데도 결혼도 못 하고 여자를 사귀기도 힘들다고 한다. 인생 내시경을 통해 살펴보니 어머니 자궁 속에서 죽을 수도 있다는 위협을 느꼈다. 잘은 모르겠지만 어머니가 낙태를 고려했던 것 같다. 그런데 막상 태어나 보니 세상이 온통 축복으로 탄생을 맞이해 주었다. 그래서 살아남으려면 내가 괜찮은 사람이라는 것을 주변에 알리는 것이 중요하다는 것이 학습되었다. 이 학습으로 인해 의사소통에 문제가 생긴 것이다. 다른 사람과 대화할 때 상대방의 말에는 적당히 추임새만 넣고, 본인이 하고 싶은 말만 생각하면서 상대방이 말을 끝낼 때만 기다린다. 이러다 보니 상대방의 의도는 파악할 수 없는 것이 당연하니 의사소통에 문제가 생길 수밖에 없었다.

이와 같은 사례처럼 진단하다 보면 드물긴 하지만 문제를 일으킨 경험과 학습을 하게 된 시점이 과거를 넘어 어머니 자궁까지 들어가는 경우가 있다. 따라서 계속 질문을 바꾸어가면서 찾아 들어가야 한다.

2

치유 (Change)

진단을 통해 인생 병의 원인을 찾았다. 그것은 생각과 말과 행동의 기능에 이상을 일으키는 경험이다. 치유는 이것을 이상을 일으키지 않는 경험으로 바꾸고 그 경험으로 인해 생긴 생각과 말과 행동에 있는 집착을 제거하는 작업이다.

생활고로 찾아온 분이 계셨다. 인생 내시경으로 살펴보니 수입에 비해 지출이 많은 것이 생활고의 원인이었고, 아이들의 요구사항을 과도하게 들어주는 것이 지출의 대부분을 차지했다. 그리고 그것은 부모에게 버림받고 남의 집으로 팔려 다니며 식모살이를 전전해야 했던 어린 시절의 경험이 원인이었다.

치유가 시작되었다. 사마타(멈춤명상) 중에, 크리스마스 때 추운 날씨로 인해 얼어버린 차가운 물로 빨래하며 울고 있는 조그만 여자아이가 보였다. 그것은 어린 시절 본인의 모습이었다. 창으로 들여다보이는 방 안에는 크리스마스트리가 있고 또래의 주인집 아이들이 무언가를 먹으면서 웃고 있다. 어린 시절 실제로 있었던 일이다, 그때 갑자기 어떤 건장한 아저씨가 나타나 꼭 안아주더니, 손을 녹여주고 빨래를 대신 다 해주었다. 그러더니 커다란 크리스마스트리가 있는 놀이동산에 데려가, 아무도 없이 크리스마스를 만끽하며 함께 놀아 주었다. 어렸을 때 상상도 해본 적도 없고 또 한 번도 느껴보지 못한 행복한 순간이었다.

어린 시절 차가운 물에 빨래하며 울었던 것은 실제로 있었던 일이지만 아저씨가 나타난 것은 실제로 있었던 일은 아니다. 그런데도 사마타(멈춤명상) 속의 체험은 실제로 있었던 일처럼 느껴지면서 서러웠던 과거의 경험에 그것이 덧칠되었다. 이런 일이 있고 나서 아들이 울면서 그동안 하고 싶었기만 하지 못했던 말이 있는데 이제는 해도 될 것 같다며, 본인에게 그동안 차마 하지 못했던 이야기들을 하면서 울었다고 한다. 그 후 아들은 달라졌다고 한다.

이것은 치유 과정에서 과거의 경험이 바뀌는 대표적인 사례다. 그러나 누구나 다 이런 식으로 바뀌지는 않는다. 어떤 사람은 과거로 돌아가 어른이 된 시점에서 경험이 재평가되기도 하고, 또 어떤 사람은 경험이 바뀌고 있는데도 본인은 알아차리지도 못하는 경우도 있다. 본인이 알아차리지 못할 때 라이프닥터는 사마타(멈춤명상) 중에 나온 이미지를 통해 경험이 바뀌고 있음을 알아차리게 해준다. 어쨌든 치유를 통해 과거의 경험은 바뀌는데, 사마타(멈춤명상) 중의 경험은 환자의 인지 여부를 떠나 실제의 경험과 동일한 효과가 있다.

그러면 어떻게 이것이 가능한 것일까? 이것을 이해하기 위해서는 우선 시간의 원리를 알아야 한다.

1) 시간의 원리

시간이란 무엇일까? 지금까지 물리학적으로 증명되지 않는 개념이다. 왜냐하면 수식으로 표현할 수 없기 때문이다. 그러나 일반적으로 생각하면 간단하게 알 수 있다. '시간' 하면 가장 먼저 떠오르는 물건은 시계다. 시계는 시간을 수치로 표현할 수 있게 하는 장치이기 때문인데, 아날로그 시계는 시곗바늘의 변화로, 디지털시계는 숫자의 변화로 시간을 표현할 뿐 변화를 숫자로 표현하는 것은 다르지 않다. 그리고 여행을 다녀온 후 책상에 쌓인 수북한 먼지를 보고, 오랫동안 안 만났던 어린아이가 성장한 모습을 보고, 시간이 흘렀음을 알 수 있다. 변했기 때문이다. 이처럼 시간이란 변화 그 자체다.

시간에는 과거와 현재와 미래가 있다. 서울에서 부산으로 간다고 생각해 보자. 그러면 서울은 과거고 부산은 미래다. 즉 시간은 과거에서 미래로 흐른다. 이것은 상식이다. 그런데 정말 그럴까? 과거는 변화가 완료된 것이고, 현재는 변화하는 중이고, 미래는 아직 변화하지 않은 것이다. 누구나 동의하는 사실이다. 그런데 만약 시간이 과거에서 미래로 흐른다면, 변화가 완료된 것이 변화를 일으켜 아직 변하지 않은 것이 된다는 말이 된다. 이것이 말이 된다고 생각하는가? 아직 변하지 않은 것이 변화를 일으켜서 변화가 완료되는 것이 당연한 상식 아닌가? 그런데 우리는 시간이 과거에서 미래로 흐른다고 생각한다. 하지만 진짜 시간의 모습은 그렇지 않다. 분명히 미래에서 과거로 흐른다고 해야 맞다.

그리고 또 엎지른 물은 주워 담을 수 없듯이 과거는 지나가 버려서 없어진 것이고, 미래는 아직 안 온 것이어서 아직 없는 것이며, 오로지 있는 것은 현재뿐이라는 생각, 이것 역시 상식이다. 그런데 과연 그럴까?

주머니에 동전이 없다면 꺼낼 수 없듯이, 현재 없는 것을 꺼낼 수 있을까? 그런데 우리는 기억을 통해 과거를 회상한다. 그리고 예측을 통해 미래를 현재로 꺼낼 수 있다. 이것이 가능한 이유는 과거도 미래도 현재에 들어있기 때문이다.

우리는 시간을 과거에서 미래로 나아가는 화살표로 생각한다. 그러나 시간의 진짜 모습은 그렇지 않다. 내면에는 과거와 미래가 들어 있고 표면은 현재가 흐르는 모습이다. 다시 말해서 내면에서 미래가 나와 현재를 거쳐 다시 내면으로 들어가 과거가 되는 모습이다. 마치 제자리에서 벌컥벌컥 뛰는 심장과 같은 모습이다.

따라서 과거는 변화가 완료된 채로 미래는 아직 변하지 않은 채로 현재 속에 존재하는 것이다. 그리고 그 과거를 현재로 꺼내는 순간 과거는 현재가 되어 다시 변화를 일으킨다. 그리고 미래도 예측을 통하여 현재로 꺼내는 순간 변화를 일으킨다.

이 시간의 원리를 이용하여 과거의 경험이나 학습을 현재로 꺼내 변화시킨 후 다시 과거로 집어넣어 생각과 말과 행동의 이상을 치유하는 것이다.

2) 치유의 원리

치유는 인생의 기능에 이상을 일으키는 경험을 바꾸는 것인데, 일반적으로 생각은 경험한 범주 내에서 생기는 것이어서, 경험하지 않은 생각을 일으키게 하려면 그런 생각을 일으킬 수 있는 자극이 있어야 한다. 따라서 치유 과정에서 자극을 주기 위한 문장에는 이런 요인이 반영되어야 한다. 그리고 환자의 생각과 말과 행동에는 인생의 기능에 이상을 일으키는 경험으로 인한 집착이 있다. 왜냐하면 경험으로 인하여 학습된 생각과 말과 행동은 환자에게 있어서 이미 상식이 되어버렸기 때문이다. 치유하기 위해서는 이 집착도 제거되어야 한다. 그러려면 이 집착이 제거되는 생각을 일으키는 자극이 있어야 한다. 따라서 치유하기 위해 자극을 주는 문장에는 이런 요인도 반영되어야 한다.

이런 이유로 치유 사마타에 사용되는 문장은 총 세 문장으로 구성되는데, 첫 번째 문장과 세 번째 문장은 이런 요인들을 반영하기 위해 언제나 반드시 들어가는 공통적인 문장이다. 첫 번째 문장은 '부처님께 생명을 바칩니다'인데, 이 문장은 경험의 범주에서 벗어난 생각이 생기게 하는 역할을 한다. 그리고 세 번째 문장은 '저의 생명의 대가는 무엇입니까?'인데, 이것은 경험으로 인해 생긴 생각과 말과 행동에 있는 집착을 제거하게 하는 역할을 한다.

첫 번째 문장이 경험의 범주를 벗어난 생각을 할 수 있게 하는 이유는, 생명을 부처님에게 맡긴다는 문장은 자기의 의지를 모두 내려놓겠다는 의미로 마음의 힘을 모두 빼게 하기 때문이다.

그리고 세 번째 문장이 생각과 말과 행동에 있는 집착을 제거하게 하는 이유는, 생각과 말과 행동에 있는 집착을 제거하려면 죽어야 하는데, 그렇다고 진짜 죽을 수는 없으니까 죽는 것과 같은 효과를 얻기 위해 무엇을 버려야 하는지를 묻는 문장이기 때문이다. 그러면 왜 생각과 말과 행동에 있는 집착을 버리려면 죽어야 하는가? 생각과 말과 행동에 있는 집착은 인생의 기능에 이상을 일으키는 경험으로 인해 생겨난 것으로, 이것은 생각과 말과 행동 속에 깊게 자리 잡은 상식이다. 따라서 이것 없이 생각하고 말하고 행동한다는 것은 있을 수 없는 일이니, 이것은 곧 생명이다. 그런데 이것을 버려야 하는 것이니, 죽어야 생각과 말과 행동에 있는 집착을 버릴 수 있다. 치유가 끝날 무렵 세 번째 문장에 대한 답을 얻게 된다. 그러면 이 답을 반드시 실행하겠다는 결심을 해야 한다. 그렇게 함으로써 생각 속의 집착이 제거되고 이것을 실행함으로써 말과 행동 속에 있는 집착이 제거된다.

그러면 이 세 문장이 어떻게 동작하는지 사례를 통해 알아보자.

대인관계의 어려움을 호소하는 분이었다. 인생 내시경으로 살펴보니 청소년기 아버지로부터 상습적으로 강간당했고, 어머니는 알면서도 이것을 방관했다. 그런 가정환경으로 인해 자존감이 땅에 떨어진 것이 문제였다.

이분에게는 '부처님께 생명을 바칩니다. 저의 아버지가 되어주세요. 저의 생명의 대가는 무엇입니까?'라는 치유 문장이 주어졌다. 명상 중 멋진 남자가 자신을 범하려 하는 이미지가 떠올랐다. 부처님이시니 받아들이라고 했다. 그래서 다음 명상 때 받아들였다고 한다. 명상 중의 일이지만 실제로 하는 것 같았다고 한다. 또 그 다음 명상 때는 허벅다리 밑에 아이가 떨어졌다. 그러자 남자가 아이를 잘 키우라고 하고는 떠나갔다.

명상 속에서 허벅다리 밑으로 떨어진 아이는 자기 자신이다. 그리고 아이의 아버지는 부처님이고 아이의 어머니는 자기 자신이다. 그리고 여기에서 생명의 대가는 자기가 자기의 어머니가 되어 자기를 성장시키는 것이다. 이것을 실행하면서 대인관계가 점점 원만해지기 시작했다.

지방 휴양호텔에서 근무하는 분이었다. 회사 상황이 안 좋아 언제 실직할지 모르는 상태인 데다가, 이혼까지 해서 나이 많은 아버지를 봉양해야 하고 어린 아들을 부양해야 하는 분이었다. 이혼한 전 부인은 재혼해서 같은 동네에 사는데 어린 아들이 엄마 보러 간다고 해도 말릴 수도 없는 노릇이었다. 한시라도 빨리 이런 상황에서 벗어나기를 바랄 뿐이었다.

인생 내시경을 통해 살펴보니, 천재적인 머리를 가지고 태어난 분이었다. 그래서인지 어려서부터 호기심이 많았다. 이런저런 아이디어도 많다 보니 여러 가지를 시도하는데, 그것이 어머니 눈에는 말썽만 피우는 것으로밖에 보이지 않았다. 그러다 보니 어머니는 "네가 생각하면 말썽이 일어나니, 생각하지 말아라"고 학습시켰다. 그것을 철석같이 믿고 그 나이가 되도록 생각하지 않는 연습만 하면서 산 것이 원인이었다.

'부처님께 생명을 바칩니다. 마음껏 생각하게 해주세요. 저의 생명의 대가는 무엇입니까?'라는 치유 문장이 주어졌다. 소개할 만한 명상 중의 영상이나 이미지는 없지만 치유가 잘되고 있는 것은 확인할 수 있었다. 그런데 생명의 대가로 나온 것이 출가였다. 그러나 봉양해야 할 아버지와 부양해야 할 아들을 두고 출가할 수는 없었다.

나중에 지인을 통해 들으니, 그 이후로 여러 가지 아이디어로 망해가던 회사를 다시 일으키고, 신임을 얻어 그 휴양호텔의 총책임자가 되었다는 소식을 들었다.

첫 번째 사례에서 첫 번째 문장은 마음의 힘을 뺐다. 그래서 부처님이 낯선 남자의 모습으로 나타났다. 이것은 경험하지 않은 일이다. 그리고 두 번째 문장에서 부처님이 아버지가 되어주었다. 그리고 세 번째 문장에서 생명의 대가로 평생을 자기가 자기의 어머니가 되어 자기를 키우면서 보호하고 지키라는 미션이 주어졌다. 이것이 자학을 멈추게 하였고 주변 사람들과의 관계를 더욱 객관적으로 볼 수 있게 하면서 자존감을 높여주는 결과를 만들어냈다.

그리고 두 번째의 사례에서 첫 번째 문장과 두 번째 문장은 과거의 여러 가지 사건들을 떠올리게 하면서 어머니로부터 학습된 것들을 재평가할 수 있게 해주었다. 그리고 세 번째 문장이 준 출가라는 생명의 대가는 비록 사정상 실행할 수는 없었다고 하더라도, 출가를 심도 있게 고민하는 과정이 지금 자신이 처한 상황을 포맷하고 볼 수 있게 하였다. 그럼으로써 망해가던 회사를 살리는 아이디어를 떠올리게 했고, 그 결과 그 호텔의 총책임자가 될 수 있게 한 것이다.

여기에서 보면 첫 번째 문장과 두 번째 문장은 새로운 경험을 하게 하거나 경험에 의한 학습을 재평가하게 함으로써 인생의 기능에 이상을 일으키는 경험을 바꾸었다. 그리고 세 번째 문장은 생각과 말과 행동에 있는 집착을 제거하게 하는 방법을 알려주었다.

치유에서 사용되는 세 문장은 이렇게 작동한다.

3) 생명의 대가

그런데 첫 번째 사례에서는 생명의 대가를 실행했고, 두 번째 사례에서는 실행하지 않았다. 그랬음에도 결과는 다 좋게 나왔다. 그렇다면 생명의 대가는 실행하겠다고 결심만 하고 실행하지 않아도 되는 것일까? 그렇지 않다. 왜냐하면 결심을 통해서 제거된 것은 생각의 집착뿐이지 말과 행동의 집착은 아니며, 또한 말과 행동은 생각으로 하는 것이 아니어서 결심만으로는 말과 행동의 집착까지 제거할 수 없기 때문이다.

그런데 죽이고 싶은 생각이 있어도 죽이지 않으면 살생이 아닌 것처럼, 환경은 생각이 바꾸는 것이 아니라 말과 행동이 바꾸는 것이어서, 말과 행동의 집착이 제거되지 않으면 생각은 말과 행동으로 나오지도 않고 환경 또한 바뀌지 않는다. 따라서 아무리 감기약을 먹어도 계속 추운 곳에 있으면 감기는 나을 수 없듯이, 집착이 제거된 생각이 말과 행동으로 나오지 않아 환경이 바뀌지 않는다면, 인생의 병은 절대로 낫지 않을 것이다. 이것이 바로 말과 행동 속에 있는 집착도 제거해야 하는 이유다. 따라서 생명의 대가는 실행해야 한다.

그런데 두 번째 사례의 경우는 생명의 대가를 실행하지 않았어도 생각이 말과 행동에 반영되어 좋은 아이디어로 무너지는 회사도 살려내고 총책임자로 승진까지 하였다. 앞에서 말한 바와 같다면 생명의 대가를 실행하지 않았으니, 말과 행동의 집착은 제거되지 않아야 했고, 그러면 집착이 사라진 생각이 말과 행동으로 나오지 않아야 했고, 그러면 환경도 바뀌지 않았어야 한다. 그런데 결과적으로 환경은 바뀌었다. 왜 그런 것일까?

생각의 집착이 막 제거되었을 때는, 그 힘이 일시적으로 말과 행동을 이끌 수 있다. 하지만 우리의 일상은 오랜 시간에 걸쳐 형성된 말과 행동의 습관, 그리고 주변 환경과 타인의 기대 등 다양한 요인에 의해 영향을 받는다. 그래서 시간이 지나면, 말과 행동에 남아 있는 집착이 다시 힘을 발휘하게 되고, 결국 생각의 변화가 더 이상 말과 행동으로 이어지지 않게 된다.

가끔은 아주 특별한 상황에서, 예를 들어 두 번째 사례처럼 모두가 체념하여 아무런 저항도 없는 회사에서 새로운 아이디어가 바로 회사 정책에 반영되어 실제로 환경이 변하는 일이 일어나기도 한다. 그러나 이런 경우는 매우 드문 예다. 왜냐하면 대부분의 경우, 조직이나 개인은 기존의 방식과 습관, 그리고 변화에 대한 두려움 때문에 새로운 생각이 바로 실천으로 이어지지는 않기 때문이다. 즉, 예외적 상황에서만 가능하다는 뜻이다.

여기에서 말하는 예외적 상황이란, 기존의 말과 행동에 대한 집착이나 저항이 거의 사라진 극히 특수한 환경을 말하고, 예를 들어 두 번째 사례와 같이 이미 회사를 살릴 방법이 없기에 새로운 것이라면 무엇이든지 해봐야 한다고 회사의 임원진 모두가 생각하고 있는 절박한 상황을 말한다.

따라서 이런 예외에 기대어 변화가 일어나기를 바라는 것은 실현 가능한 일이 아니다. 진정한 변화와 환경의 전환을 원한다면, 생각뿐 아니라 말과 행동에 남아 있는 집착까지도 반드시 제거해야 하며, 이를 위해서는 생명의 대가를 실제로 실천하는 과정이 필요하다.

그러면 이런 의문이 생길 수 있다.

생명의 대가를 반드시 실행해야 하는 이유는 알겠으나, 두 번째 사례와 같이 부득이하게 실행할 수 없는 상황도 있을 수 있지 않을까? 그렇다면 인생의 병을 고치는 것은 포기해야 하는가? 그렇지 않다.

말과 행동의 집착은 반드시 생명의 대가를 통해서만 제거되는 것은 아니다. 비록 생명의 대가를 바로 실행하지 못하더라도, 다음 단계인 '유지'에서 반복적인 실천과 의식적인 노력을 통해 서서히 약화되고 결국에는 제거될 수 있다. 예를 들어, 평소에 무심코 하던 말과 행동을 매일 의식적으로 점검하고, 집착이 드러날 때마다 알아차리고 바로잡는 노력을 꾸준히 반복한다면, 시간이 지남에 따라 그 집착의 힘이 점점 약해진다. 이는 마치 나무를 하루아침에 크게 키울 수는 없지만, 매일 물을 주고 돌보면 서서히 자라듯이, 변화가 천천히 쌓여가는 과정과도 같다.

다만, 이처럼 유지 단계에서 집착을 제거하는 과정은 생명의 대가를 실행하는 것에 비해 변화의 속도가 훨씬 느릴 수밖에 없다. 즉, 환경이 바뀌고 인생의 병이 완전히 치유되기까지 더 긴 시간이 필요하다. 그러나 변화가 느리다고 해서 포기할 필요는 없다. 꾸준한 실천과 인내가 쌓이면, 결국에는 원하는 변화와 치유에 도달할 수 있다.

4) 생명의 대가와 시주

생명의 대가는 앞의 두 사례와 같이 미션으로만 나오는 것은 아니다. 시주해야 할 금액으로 나오는 경우도 많다. 생명의 대가가 시주로 나오는 이유는 시주가 미션보다는 더 실행하기 쉽기 때문이고, 시주로도 말과 행동의 집착을 버릴 수 있기 때문이다. 여기에 이것을 설명할 수 있는 좋은 사례가 있다.

중학교 때는 전교에서 일, 이등을 할 정도로 공부를 잘하던 아들이었지만 특목고에 들어가서는 성적도 안 좋고 매일 게임만 하는 아들이 걱정인 어머니가 찾아왔다. 인생 내시경을 통해 살펴보니 친정을 업고 있어 아들이 본인을 위한 공부를 하는 게 아니라 어머니를 위한 공부를 하고 있었다. 그러다 보니 공부 잘하는 아이들이 모여 있는 특목고에서는 좋은 성적을 낼 수 없었다. 그래서 친정을 내려놓도록 하였다. 그랬더니 아들이 다시 공부하기 시작했고 성적이 수직 상승 하였다. 그런데 이분의 생명의 대가는 남편과의 동침이었다. 이게 뭐 어려운 일인가 하겠지만, 이 분은 할 수 없었다. 왜냐하면 너무 오랫동안 동침을 안 하다 보니 남편이 협조하지 않았기 때문이다.

이처럼 미션은 남들이 보기에는 쉬워 보여도 정작 본인에게는 그렇지 않다. 이에 반해 시주는 할 의지만 있다면 누구라도 할 수 있다. 왜냐하면 쉽지는 않지만 하려고만 하면 감당할 수 있을 만큼의 금액이 나오기 때문이다. 이해를 돕기 위해 두 가지 사례를 소개한다.

(사례 1) 프랑스에서 교환학생으로 온 젊은 친구였다. 치유 사마타(멈춤명상) 중 갑자기 큰 소리로 욕했다고 해서 그 이유를 물어보았다. 그랬더니 자신은 아무리 큰 금액이 나오더라도 언젠가는 반드시 부처님께 보시하겠다고 각오하면서 생명의 대가를 물어보았다고 한다. 그런데 지금 현재의 통장 잔고 딱 그만큼의 금액이 나왔다고 한다. 그러자 너무 화가 나서 자기도 모르게 욕이 나와 버렸다고 했다. 학생의 통장에 들어 있는 그 금액은 얼마나 되겠는가? 하지만 그 친구에게는 전 재산이었다.

(사례 2) 아내한테 이유 없이 불만이 많은 것이 괴로운 분이었다. 생명의 대가를 물어보니 일원 단위까지 나와 의아했다고 한다. 그러면서 아내 몰래 이 금액을 시주하려면 어떻게 해야 하나 하는 생각을 하던 중, 아내 몰래 숨겨놓은

주식이 생각났다. 그래서 그것을 팔려고 계산해보니, 당시의 시가가 생명의 대가로 나온 금액과 딱 맞아떨어졌다.

이처럼 쉽게 할 수 없을 뿐, 본인이 감당할 수 없는 금액은 나오지 않는다. 하지만 때때로 대출에 의지해야 하는 일도 있기는 한데, 이럴 때도 시주 후 바로 변제 가능한 상태가 되곤 한다. 다음 사례를 보자.

부부가 금실이 나쁜 것은 아닌데 남편의 행동으로 괴로워하는 여자분이었다. 생명의 대가로 상당한 시주금이 나와 대출에 의존할 수밖에 없었다. 그런데 예기치도 않게 남편 소유의 버려진 땅에 도로가 나면서 큰 보상을 받게 되었다. 그 후 남편이 시주한 덕분이라며 대출금도 갚아주고 태도도 변했다고 한다.

이 외에도 집값이 오르기도 하고, 뜻밖의 돈이 들어오는 일도 있고, 승진하여 월급이 오른다든지, 갑자기 매상이 오른다든지 하는 등 금전적인 손실보다는 이익을 보는 경우가 더 많았다. 하지만 그렇지 않은 예도 있었다.

남편이 본인의 생각을 잘 말하지 않아 답답함을 호소하는 여자분이었다. 생명의 대가로 시주가 나왔고 그 금액이 상당해 대출에 의지할 수밖에 없었다. 하지만 객관적으로 보아도 과연 갚을 수 있을지가 걱정되는 상황이었다. 그래서 어떻게 갚고 있는지 가끔 물어보면 항상 볼멘 소리만 할 뿐이었다. 그렇게 걱정하면서 2년 정도 지났는데 갑자기 아파트를 샀다는 것이다. 그래서 깜짝 놀라 대출금은 어떻게 했느냐고 물었더니, 막상 대출받아 생활해보니 지출이 많이 줄어들었고, 금방 대출금을 갚고 나니 집을 사고 싶은 욕심이 생겨 다시 대출을 받아 아파트를 사게 되었다고 한다. 남에게 빚을 지면 큰일 나는 줄 알고 살았던 분이었는데, 생각이 바뀌어 초라한 빌라에서 아파트로 이사하게 된 것이다.

이처럼 당장 갚을 수 있는 상황이 안 오는 경우는 갚는 과정에서 말과 행동의 집착을 사라지게 하기도 한다.

어쨌든 생명의 대가가 시주로 나오게 되면, 금액을 쓴 종이를 봉투에 넣어 부처님께 올리게 한다. 그리고 시주를 하겠다는 결심을 하도록 권유한다. 그래서 시주를 하겠다고 결심하게 되면 생각의 집착이 제거되고, 그것을 실행하면 말과 행동의 집착도 제거되어 다음 단계로 넘어간다.

생명의 대가가 시주로 나왔을 경우, "그것을 내가 알아서 좋은 일에 사용하면 안 되나요?", "내가 다니는 절이나 교회, 또는 자선단체에 기부해도 되는 건가요?"와 같은 질문을 하는 분들이 있다.

이와 비슷하게, 불필요하지만 버리지 못하는 물건이 있을 때, 그 물건을 필요로 하는 사람에게 주거나 자선단체에 기부한다면 과연 그 물건에 대한 집착을 완전히 버린 것일까? 겉으로 보기에는 좋은 일을 한 것 같지만, 실제로는 "내가 가진 것이 헛되이 낭비되지 않고, 조금이라도 쓸모 있게 쓰였으면 좋겠다"는 마음이 깔려 있다. 즉, 내가 그 물건의 '용도'나 '최종 목적지'를 정해주는 순간, 이미 그 물건에 대한 집착이 남아 있는 것이다.

생명의 대가를 실행하는 목적은 근본적으로 집착을 버리는 데 있다.

그런데 "이 돈이 꼭 좋은 데 쓰였으면", "내가 기부한 곳에서 의미 있게 사용되었으면" 하고 용도나 기부처를 직접 정하는 행위는, 사실상 그 돈이나 물건이 가치 있게 사용되기를 바라는 집착에서 비롯된 것이다. 따라서 이런 방식으로는 집착이 완전히 버려지지 않는다.

이를 더 쉽게 이해할 수 있도록 구체적인 예시를 들어보자.

예를 들어, 오래된 옷이 있는데 그냥 버리기는 아깝다고 느껴서 "이 옷을 꼭 어려운 사람에게 전달해야겠다"고 생각하고 기부하는 경우가 있다. 이때 "내가 버리는 것이 헛되지 않았으면 좋겠다"는 마음, 즉 옷의 용도와 가치를 끝까지 관리하려는 마음이 남아 있다면, 이는 집착을 완전히 내려놓은 것이 아니다.

또 다른 예로, 생명의 대가로 돈을 내야 할 상황이 생겼을 때 "이 돈이 꼭 의미 있는 곳에 쓰였으면 좋겠다"며 본인이 직접 기부처를 선택하는 경우도 마찬가지다. 돈의 가치와 쓰임새를 내가 결정하는 것이므로, 돈에 대한 집착을 내려놓지 않은 셈이다.

반대로, 진정으로 집착을 버린다는 것은 그 물건이나 돈이 어떻게 사용되는지, 어디로 가는지, 누가 쓰는지 더 이상 내가 관여하지 않는 상태를 말한다. 예를 들어, 그저 버려야 할 물건을 아무 기대 없이 내보내거나, 돈을 아무런 조건 없이 내놓고 그 뒤의 일은 신경 쓰지 않는 것, 이런 태도가 바로 집착을 내려놓는 실천이다.

요약하자면, '용도를 정하는 것' 자체가 집착인 이유는 내가 가진 것의 가치와 쓰임새를 끝까지 통제하려는 마음이 남아 있기 때문이다. 진정한 집착 내려놓기는, 그 물건이나 돈에 대해 "어떻게 되든 상관없다"는 마음으로 완전히 손을 떼는 데 있다.

5) 생명의 대가가 시주로 나오는 이유

그런데 생명의 대가가 시주로 나오면 환자는 예기치 않은 난관에 봉착하게 되는데 그 이유는 그 금액이 상당한 액수이고, 또 그러다 보니 인생의 병을 빙자하여 돈을 뜯으려는 수작이 아닌지 하는 의심까지 생기기 때문이다. 그런데 왜 하필 생명의 대가가 시주로 나오는 것일까? 앞에서 말한 것 이외에 네 가지로 추측할 수 있다.

첫째는 사람들에게 있어서 돈이 생명이기 때문이다. 그 이유를 몇 가지 들어보자면 첫째 돈은 권력이다. 그 누구라 하더라도 돈을 얻고자 한다면 그 돈을 줄 수 있는 사람 앞에서는 머리를 조아릴 수밖에 없다. 둘째 돈은 신분이다. 돈이 있는지 없는지에 따라 받는 대접이 달라진다. 셋째 돈은 판단하는 데 많은 것의 기준이 된다. 치유 중 많은 경험을 통해 치유된다는 확신이 생겼음에도 불구하고 생명의 대가가 돈으로 나오는 순간 지금까지의 경험을 의심하기 시작하듯 신뢰의 기준이 되기도 하고, 돈에 흔들리는 모습은 훌륭해 보이지 않고 돈에 흔들리지 않는 모습은 훌륭해 보이는 것처럼, 훌륭함과 그렇지 않음에 기준이 되기도 한다. 넷째 사람들은 돈을 절대로 가치 없이 사용하지 않는다. 설사 도둑을 맞거나 잃어버리는 것조차도 액땜하는 데 사용한다. 그 외에도 사람들에게 있어서 돈이 생명이라는 증거는 차고 넘친다.

둘째 집착을 버릴 수 있는 가장 쉬운 수단이 돈이기 때문이다. 이런 말을 하면 자신은 돈에 대한 집착이 없다고 항변하는 사람들이 있다. 물론 그렇다. 사실 사람들이 집착하는 것은 돈이 아니라 자신의 상식과 경험과 느낌이다. 그리고 이것이 곧 생명이다. 그런데 인생의 병에 걸린 사람의 상식과 경험과 느낌은 인생의 기능에 이상을 일으키는 경험에서 비롯된 것으로, 버려야 할 것은 이것들인데, 돈 역시 생명인 까닭에 그 집착을 대체할 수 있는 가장 좋은 수단이 될 수 있다.

셋째 의심을 일으키게 하는 가장 좋은 수단이 돈이기 때문이다. 생명의 대가를 실행하는 이유는 말과 행동에 있는 집착을 제거하기 위한 것이다. 그렇다면 말과 행동의 집착을 제거하는데, 왜 의심이 필요할까? 그것은 의심이 있어야 믿음을 일으킬 수 있기 때문이다. 그렇다면 믿음은 왜 필요할까? 믿음이 있어야 말과 행동의 집착을 제거할 수 있기 때문이다. 그렇다면 믿음을 일으키는데 왜 의심이 필요하며, 말과 행동에 있는 집착을 제거하는데 왜 믿음이 필요할까?

믿음을 일으키는 데 의심이 필요한 이유는, 의심이 없는 믿음이란 존재하지 않기 때문이다. 만약 의심이 없는 상태라면 그것은 납득이거나 맹신이다. 믿음이란, 생각으로는 납득되지도 않았고 그렇다고 따를 수도 없지만 말과 행동은 따르는 것이다. 그리고 그 결과에 따라 의심과 믿음은 납득되거나 사기당한 것이 된다. 다시 말해서 의심은 생각에 있는 것이고 믿음은 말과 행동에 있는 것이어서, 생각에 의심이 없다면 말과 행동에도 믿음이 있을 수 없다. 이것이 믿음을 일으키는 데 의심이 필요한 이유다.

그리고 또 말과 행동에 집착을 없애는데 믿음이 필요한 이유는, 믿음이란 생각으로는 의심스럽더라도 말과 행동은 따르는 것인데, 의심이란 자신의 상식과 달라서 생기는 현상이다. 그리고 상식이란 인생의 기능에 오류를 일으키는 경험에서 비롯된다. 따라서 믿음이란 인생의 기능에 오류를 일으키는 경험을 따르지 않고 말과 행동을 하게 한다. 이것이 바로 말과 행동에 집착을 없애는데 믿음이 필요한 이유다.

네 번째는 돈을 버린다는 것은 비상식적인 행동이기 때문이다. 그러면 왜 비상식이 필요할까? 다음의 사례가 그 이유를 잘 설명해 주고 있다.

대기업을 다니다가 명퇴하고, 퇴직금으로 사업을 하다가 망하기를 반복하는 사이, 자가였던 집을 팔아 전셋집으로 가게 되고 또 형편이 어려워져 월세로 갔는데, 이제는 월세 보증금도 다 까먹기 일보 직전인 분이 찾아오셨다. 치유가 끝나고 생명의 대가로 돈이 나왔다. 그러자 이 분께서 "만약에 저에게 생명의 대가를 치를 돈이 생겼는데 이 돈이 없으면 우리 식구들이 굶어 죽을지도 모른다고 한다면, 그래도 이 돈을 시주해야 합니까? 아니면 우리 가족을 위해 사용해야 합니까?"라고 물었다. 그래서 "시주해야 한다."라고 대답하였더니, "그런 비상식적인?"이라고 해서 "당신의 상식이 대기업에서 명퇴하게 했고, 하는 사업마다 망하게 했고, 자가에서 전세로 전세에서 월세로 이제는 월세도 못 내게 됐는데 아직도 당신에게 필요한 것이 상식입니까? 정작 당신에게 필요한 것은 비상식입니다"라고 말해 준 적이 있다.

이처럼 생각과 말과 행동의 집착을 없애려면 비상식이 필요하다. 이 상의 이유가 생명의 대가로 돈이 나오는 이유다.

그러면 왜 시주 금액은 사람마다 다르게 나올까? 버릴 수 있다면 집착이 아니다. 따라서 버리기에 벅찬 금액이어야 하므로 개인에 따라 각각 다르게 나오는 것이다.

마지막으로, 시주의 용도를 밝히지 않는 이유는, 내가 버린 것이 잘 사용되기를 바라는 집착까지도 내려놓는 것이 진정한 '집착 버리기'이기 때문이다. 만약 용도를 밝히게 되면, 그 순간부터 그 돈의 가치와 쓰임새를 통제하려는 기대와 집착이 남게 되고, 그것이 곧 집착이다. 시주는 남을 위한 것이 아니라, 내 마음의 집착을 버리고 자유로워지기 위한 나 자신을 위한 수행이다.

이 과정이 처음에는 불신과 불안, 의심을 불러일으킬 수 있지만, 실제로 많은 사람들이 이 과정을 통해 마음의 해방감과 새로운 삶의 변화를 경험했다. 시주는 사적인 이익이 아니라, 오로지 집착을 버리는 내적 수행의 본질에 있다.

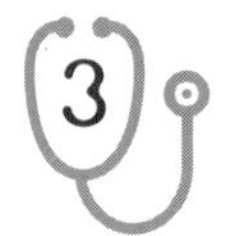

3

교정 (Realization)

앞의 치유 단계에서 인생의 기능에 이상을 일으키는 경험을 바꾸거나 재평가하고 생각과 말과 행동의 집착이 사라지기만 해도 삶의 질은 달라진다. 하지만 인생의 기능에 이상을 일으키는 경험으로 인해 생각과 말과 행동에 베어버린 습관은 여전히 남아 있다. 그리고 이 습관이 환경의 변화를 방해하고 나아가 인생의 기능에 다시 이상을 일으키게 하기도 한다. 그래서 이 습관을 제거해야 하는데, 제거하기 전에 먼저 인생의 기능에 이상을 일으키는 습관으로 인하여 나오는 생각과 말과 행동을 알아차려야 한다.

알아차릴 수 있는 이유는 진단을 통해 분석, 판단, 탐색, 결정, 표현 중 어떤 기능에 이상이 생겼는지를 알았고, 또 어떤 경험이 이런 이상을 일으키는지를 알았기 때문이다. 그리고 또 치유를 통해 그 경험을 재평가하거나 바꾸었고 생각과 말과 행동의 집착을 제거했기 때문이다.

하지만 그렇다고 하더라도 혼자 알아차리기는 쉽지 않다. 왜냐하면 습관이란 자기도 모르게 나오는 생각과 말과 행동이기 때문이다. 따라서 다음 단계인 교정은 스스로 알아차리도록 도와주기 위한 단계다. 그리고 혼자서도 알아차릴 수 있게 되면 다음 단계인 유지로 나아간다. 교정에는 상담과 비파사나(통찰관찰) 두 가지 방법이 사용된다.

1) 상담

상담은 1주일에 1번 단체로 진행하는데, 매일 일기를 쓰듯 자신의 일과를 적어 상담 시간에 발표해야 한다. 발표를 들으며 라이프닥터는 생각과 말과 행동의 변화를 점검하고, 인생의 기능에 이상을 일으키는 경험으로 인해 습관이 된 생각과 말과 행동을 알아차릴 수 있도록 도와준다.

생각과 말과 행동의 변화를 점검하는 방법은 일상의 에피소드를 통해 분석, 판단, 탐색, 결정, 표현이 치유 전과 후 어떻게 변했는지를 살피는 것인데, 그러기 위해서 점검해야 할 부분은 자신의 변화, 바뀐 주변 인물, 바뀌지는 않았지만 평가가 달라진 주변 인물, 변화된 환경 등이다. 이때 주로 사용하는 방법은 질문이며, 다섯 가지 기능의 이상이 치유되지 않았다고 판단되면 즉시 앞의 두 단계를 다시 진행해야 한다.

그리고 인생의 기능에 이상을 일으키는 경험으로 굳어진 생각과 말과 행동의 습관을 알아차리게 하는 방법은, 일상의 에피소드를 들으며 왜 그렇게 생각하고 말하고 행동했는지를 질문하고, 그 답변에 따라 알아차리지 못했다고 판단되는 부분이 있으면 어떤 생각과 말과 행동이 분석, 판단, 탐색, 결정, 표현에 이상을 일으키고 있는지, 그리고 그것은 이미 진단에서 나온 이상을 일으키는 경험이 습관 되어 자기도 모르게 나오는 것이라는 사실을 지적하고 이해시켜야 한다. 이 과정은 더 이상 지적하고 이해시킬 것이 안 나올 때까지 지속해야 하며, 더 이상 지적하고 이해시키지 않아도 스스로 잘 알아차린다고 판단되면 유지 단계로 넘어간다.

그런데 여기에서 주의해야 할 것은 치유하기 전과 후에 변화된 모습이 확인될 때는 교정을 지속할 의지를 내지만, 인생에 이상을 일으키는 경험으로 습관이 돼 버린 생각과 말과 행동을 지적하고 이해시키다 보면, 경험이 바뀌었다는 것과 생각과 말과 행동에 집착이 제거됐다는 것도 인정하고 싶어 하지 않으면서 인생 의술을 의심하기 시작하고 교정에 충실히 임하지 않으려고 한다. 이때 해야 할 것이 '~구나'다.

예를 들어, 몸에 해충이 있다고 해보자. 그런데 이 해충을 제거하려면 나도 죽어야 한다. 그렇다면 해충과 함께하면서도 해충으로 인한 피해를 최소화하는 것이 최상의 방법이다. 이때 해충으로 인한 피해가 발생하였다면, 스트레스를 받을 것이 아니라 '해충이 또 그랬구나'하고 넘어갈 줄 알아야 한다. 이처럼 '지금 이런 생각과 말과 행동은 인생에 이상을 일으키는 경험이 습관화된 것이구나'라고 알아차려야 한다. 이것이 '~구나'다.

예를 들어 말을 더듬는 사람이 있다고 해보자. 말을 더듬는 것이 싫어서 말을 더듬지 않으려고 노력한 결과, 어느 순간부터 말을 더듬지 않게 되었다. 그런데 중요한 순간에 긴장하면 말을 더듬는다. 반대로 평상시에는 말을 더듬더라도 '나는 말을 더듬는 사람이구나'하고 알아차리고 조심해야겠다고 생각하면서 살다가 중요한 순간에 긴장하면 말을 더듬지 않는다.

어떤 것이 더 효율적인가? 후자다. 이처럼 '구나'는 인생의 기능에 이상을 일으키는 경험으로 인하여 생긴 생각과 말과 행동의 습관을 제거하겠다는 의지가 아니라, 그것을 잘 관리하겠다는 생각에서 비롯된다. 이 '구나'를 하다 보면 어느새 자신도 모르는 사이에 그 습관이 제거된 것을 알아차리게 된다.

2) 비파사나(통찰관찰)

상담하려면 매일 일상의 에피소드를 적어야 한다. 그런데 반복되는 일상에서 특별한 에피소드를 찾는다는 것은 쉬운 일이 아니다. 그러다 보면 라이프닥터는 인생의 기능에 이상을 일으키는 경험으로 생긴 생각과 말과 행동의 습관을 지적하고 이해시키기가 쉽지 않다. 이러한 문제를 보완하는 것이 비파사나(통찰관찰)다.

비파사나(통찰관찰)는, 반복되는 일상에서 특별한 에피소드를 찾아주기도 하고, 라이프닥터가 지적하고 이해시키지 않더라도 스스로 인생의 기능에 이상을 일으키는 경험으로 생긴 생각과 말과 행동의 습관을 알아차리게 하기도 한다.

비파사나(통찰관찰)에 대한 설명은 다음 단계에서 자세하게 설명하겠지만 간단히 말하면, 비파사나(통찰관찰)란 라이프닥터가 진행하는 불교 경전 강의를 듣는 것이다. 라이프닥터의 불교 경전 강의가 이와 같은 효과를 내는 이유는 불교 경전의 특별함 때문이다.

불교는 석가모니 부처님이 깨달음을 얻고 그 내용을 사람들에게 전파

하면서 생긴 종교다. 소승 경전 중 [대반열반경(大般涅槃經)]에서 석가모니 부처님이 고백하셨듯, 석가모니 부처님의 깨달음의 내용은 팔정도(八正道)다.

석가모니 부처님이 팔정도를 깨닫게 된 과정을 살펴보면, 태자 시절 동서남북의 문으로 외출을 나가, 늙고 병들고 죽은 자를 보고 늙고 병들고 죽는 것에서 벗어나기를 희망한다. 그런데 그 당시 인도의 종교에서는, 늙고 병들고 죽은 이유는 윤회(輪回)하기 때문이고, 윤회하는 이유는 업(業)이 있기 때문이며, 업을 없애려면 출가(出家)하여 수행해야 한다고 하니, 그 가르침에 따라 출가하여 6년간 수행한 것이다. 그러나 그렇게 해도 업을 없앨 수 없었기에, 스스로 업을 없앨 수 있는 방법을 찾아낸 것이 팔정도다.

팔정도란 업을 없애는 여덟 가지 바른길이다. 첫째, 바른 견해라는 뜻의 정견(正見)인데, 이것은 팔정도를 해야 하는 이유를 바르게 아는 것이다. 그리고 두 번째와 세 번째와 네 번째는 바르게 생각하고 말하고 행동하는 것으로, 정사(正思), 정어(正語), 정업(正業)이다. 그리고 다섯 번째는 바르게 생각하고 말하고 행동하는 바른 생활, 정명(正命)이고, 여섯 번째는 바르게 생각하고 말하고 행동하려는 바른 노력, 정정진(正精進)이고, 일곱 번째는 바르게 생각하고 말하고 행동하는 것에 집중하는 바른 집중, 정념(正念)이다. 그리고 마지막 여덟 번째는 바르게 생각하고 말하고 행동하는 삼매에 들어간 바른 삼매, 정정(正定)이다.

따라서 팔정도의 핵심은 바르게 생각하고 말하고 행동하는 것인데, 업이란 생각과 말과 행동이니, 바르게 생각하고 말하고 행동하는 것이 석가모니 부처님이 깨달으신 업을 없애는 방법이다.

그러면 바르게 생각하고 말하고 행동한다는 것은 무엇일까? 말과 행동이 환경을 만든다. 사람은 누구나 다 살고 싶은 환경이 있다. 따라서 바르게 생각하고 말하고 행동하는 것은 자기 생각을 자기가 원하는 환경이 만들어지도록 말하고 행동하는 것이다. 이에 반해 자기 생각을 생각나는 대로 막 말하고 행동하는 것은 쾌락이고, 자기 생각을 참고 말하지 않고 행동하지 않는 것은 고행이다. 그래서 팔정도를 쾌락과 고행에 치우치지 않은 수행법이라 하여 중도(中道)라 하는 것이다.

어쨌든 석가모니 부처님의 깨달음의 내용은 자기의 생각을 원하는 환경이 만들어지도록 말하고 행동하는 것이다. 따라서 석가모니 부처님은 사람들이 고민을 물어오면 어떤 생각을 어떻게 말하고 행동하였는지를 점검하게 하셨다. 그것을 통해 사람들은 스스로 문제의 답을 찾을 수 있었다. 그렇게 했던 부처님의 행적과 말씀이 남겨진 것이 불교 경전이다.

이런 불교 경전은, 처음에는 구전으로 전해지다가 문자로 기록되면서 책으로 전해진다. 여기에는 소승 경전과 대승 경전이 있는데, 소승 경전은 역사적으로 실제로 사셨던 석가모니 부처님의 행적과 말씀이지만, 대승 경전은 작자미상으로 창작된 석가모니 부처님의 행적과 말씀이다. 따라서 소승 경전은 사실적이고 대승 경전은 창의적이라는 특징이 있지만, 그 내용의 방대함과 정교함은 대승 경전에 있다.

어쨌든 불교 경전은 질문자가 본인의 생각과 말과 행동을 점검하게 하여 스스로 고민에 대한 해답을 찾게 한 석가모니 부처님의 행적과 말씀에 대한 기록이기에, 우리는 불교 경전을 통하여 자신의 생각과 말과 행동을 점검하게 되고 또 고민에 대한 해답도 찾을 수 있게 된다. 이것이 불교 경전이 가지고 있는 특별함이다.

따라서 불교 경전은 반복되는 일상도 특별한 에피소드로 만들어 주기도 하고, 생각과 말과 행동을 점검하게 하여 인생의 기능에 이상을 일으키는 경험으로 습관이 된 생각과 말과 행동을 알아차리게 하기도 한다.

그런데 혼자 불교 경전을 읽고 그 뜻을 파악하기는 쉽지 않다. 왜냐하면 불교 경전은 시대와 지역을 뛰어넘어 언제 어디서나 생각과 말과 행동을 점검할 수 있도록 특별한 내용으로 구성되어 있기 때문이다. 따라서 불교 경전을 해설하려면 그것을 해설할 수 있는 특별한 능력이 있어야 한다. 라이프닥터가 인생 내시경의 이미지를 해석하는 능력은 불교 경전을 해석하는 능력에서 비롯된 것이다. 라이프닥터의 불교 경전 강좌를 들어야 반복되는 일상생활이 특별한 에피소드가 되기도 하고, 인생의 기능에 이상을 일으키는 경험으로 인해 습관이 된 생각과 말과 행동도 알아차리게 된다.

4

유지 (Elimination)

인생의 기능에 이상을 일으키는 경험으로 습관이 된 생각과 말과 행동을 알아차리게 되었으면, 이제 이것을 제거해야 한다. 이것이 마지막 단계인 유지다. 여기에 유지를 설명할 수 있는 좋은 예가 있다.

부처님께서 어느 날 종이 두 장을 주며 무엇을 쌌던 종이인지 물으셨다. 그러자 제자가 하나는 생선을 쌌던 종이고 하나는 향을 쌌던 종이라고 대답했다. 어떻게 알았느냐고 했더니, 생선을 쌌던 종이에서는 비린내가 나고, 향을 쌌던 종이에서는 향내가 나기 때문이라고 대답했다. 그러자 부처님께서는 그러면 생선은 어디에 싸겠냐고 물었더니, 비린내가 나는 종이에 싸겠다고 대답했다. 이번에는 향은 어느 종이에 싸겠냐고 물었더니, 향내가 나는 종이에 싸겠다고 대답했다. 그러자 비린내가 나는 종이가 자기 인생이라면 어떻게 하겠냐고 물어보셨다. 침묵하던 제자는 나중에 중요한 것을 깨달을 수 있었다고 한다.

이 일화에서 제자가 깨달은 것은 무엇이었을까? 지금의 자기 인생이 비린내 나는 인생이라면 아무리 발버둥 치더라도 비린 것만 찾아온다. 그리고 향내 나는 인생이라면 별 노력을 하지 않아도 향만 찾아온다. 그런데 비린 것은 원치 않고 향만 찾아오게 하고 싶다면 비린 인생에 향을 싸야 한다. 당분간은 비린내와 향내가 뒤섞인 더 고약한 냄새가 날 것이다. 하지만 참고 묵묵하게 계속해서 향을 싸야 한다. 그러다 보면 언젠가는 비린내가 사라지고 향내가 나는 인생이 될 것이다. 그러면 노력하지 않아도 향내 나는 것만 찾아오게 된다.

유지란 비린내 나는 인생에 계속해서 묵묵하게 향을 싸는 작업이다. 다시 말해서 비린내 나는 인생이란 인생의 기능에 이상을 일으킨 경험으로 생긴 생각과 말과 행동의 습관이 만든 환경이다. 그리고 향이란 자기가 원하는 환경이 만들어지는 생각과 말과 행동이다. 따라서 비린내 나는 인생에 계속해서 묵묵하게 향을 싸는 작업이란 인생의 기능에 이상을 일으키는 경험으로 습관이 돼 버린 생각과 말과 행동이 만든 환경에서 자기가 원하는 환경이 만들어지는 생각과 말과 행동을 묵묵하게 지속하는 것이다. 그러기 위해서는 먼저 인생의 기능에 이상을 일으키는 경험으로 습관이 돼 버린 생각과 말과 행동을 알아차려야 한다. 그것이 '구나'다. 그다음은 원하는 환경이 만들어지려면 어떻게 생각하고 말하고 행동해야 하는지를 아는 것이다. 그리고 난 다음에는 그것을 생각하고 말하고 행동하는 것이다. 이 작업을 묵묵하게 지속해 나가는 것이 유지다.

유지는 세 단계로 구성돼 있다. 첫 번째 단계는 자기의 생각과 말과 행동을 보는 단계로 사마타(멈춤명상)다. 그리고 두 번째 단계는 인생의 기능에 이상을 일으키는 경험으로 습관이 된 생각과 말과 행동을 알아차리고, 원하는 환경이 만들어질 생각과 말과 행동을 결정하는 것으로 비파사나(통찰관찰)다. 그리고 세 번째 단계는 원하는 환경이 만들어지는 말과 행동을 해서 환경을 바꾸는 것으로 다나바라밀(집착버리기)이다.

그러면 사마타(멈춤명상), 비파사나(통찰관찰), 다나바라밀(집착버리기)이 어떤 것인지 알아보겠다.

1) 사마타(멈춤명상)

사마타(멈춤명상)는 범어 'śamatha', 팔리어 'samatha'의 음역(音譯)인데, 범어의 'śam'과 팔리어 'sam'이라는 동사에서 파생된 명사로, 기본적인 의미는 '그침, 고요'다. 한역(漢譯)으로는 지(止), 곧 멈춤이다. 무엇을 멈추는가 하면 감각을 멈추는 것인데, 이것은 자기의 생각과 말과 행동을 보기 위해 감각을 멈춤으로써 외부 자극을 최소화하고 내부 자극을 증폭시켜 생각이 일어나게 하기 위한 것이다.

따라서 감각을 멈춰서 외부 자극을 최소화하고 내부 자극을 증폭시키는 모든 방법이 다 사마타(멈춤명상)가 될 수 있다. 그중 많이 알려진 방법이 좌선(坐禪)과 주력(呪力)이다. 좌선은 보통 오른발을 왼쪽 허벅지에 올린 후 왼발을 오른쪽 허벅지에 올려서 앉는 결가부좌를 하고, 엉덩이에 방석을 고이면 양쪽 무릎과 엉덩이 세 곳이 바닥에 닿게 되는데, 그러면 허리는 저절로 곧게 펴진다. 그리고 시선은 전방 한곳에 모으고 마음은 단전에 두고 숨을 천천히 들이마시고 내시면서 들숨과 날숨에 집중한다. 그러면 이것을 조식법(調息法), 즉 아나빠나사띠(anapanasati)라고 한다. 그리고 숫자를 하나에서 열까지 또 열에서 하나까지 세기를 반복하면서 집중하면, 수식법(數息法)이라 한다. 그리고 주력(呪力)이란 합장하고 서서 움직이지 않고 시선은 한 곳을 응시하며 입으로는 똑같은 소리를 반복하여 외면서 소리에 집중하는 것이다.

이것이 불교 수행인 이유는 불교 수행의 근본이 팔정도기 때문인데, 앞의 '알아차리기' 비파사나(통찰관찰)에서 설명했듯이 팔정도에서 중심이 되는 것은 정사(正思), 정어(正語), 정업(正業), 즉 바르게 생각하고 말하고 행동하는 것이다. 바르게 생각하고 말하고 행동한다는 것은 원하는 환경이 만들어지도록 자기의 생각을 잘 말하고 행동하는 것인데, 자기의 생각을 원하는 환경이 만들어질 수 있도록 말하고 행동하는 방법을 처음부터 아는 사람은 아무도 없다. 수많은 시행착오를 거치면서 알아가야 한다. 그러려면 가장 선행되어야 할 것은 자신이 어떤 생각과 말과 행동을 했는지를 보는 것이다. 그런데 자신이 한 생각과 말과 행동은 과거 일이다. 따라서 기억 속에 존재한다. 기억은 내부에 존재하는 것이고, 내부에 존재하는 기억이 마음을 자극하여 생각을 일으키게 하려면, 외부 자극을 최소화해야 하고 그러려면 감각을 멈추어야 한다.

자기의 생각과 말과 행동을 보려면 마음을 놓아야 한다. 그래야 자유롭게 기억의 자극을 받고 자유롭게 생각도 일으킬 수 있기 때문이다. 그런데 마음은 놓으려 해도 잘 놓아지지 않는다. 왜냐하면 자신도 모르게 항상 마음을 잡고 있기 때문이다. 그런데 마음은 잡으려 하면 도망가는 성질이 있다. 이 성질을 이용해 좌선에서는 마음을 단전에 두고 들숨 날숨이나 수 세기에 집중하게 하거나, 주력에서는 외는 소리에 집중하게 한다. 이렇게 마음을 잡으려 하면 마음의 성질에 따라 마음은 놓아지고 그러면 마음은 자극에 따라 자유롭게 움직이게 된다. 이렇게 해서 생각이 떠오르면 그 생각을 그냥 보는 것이다. 제삼자의 시선으로 아무런 개입도 하지 않고 자기의 생각과 말과 행동을 관찰한다.

이런 사마타(멈춤명상)에는 두 가지 기능이 있는데, 첫째는 생각을 청소하는 기능이다. 감각을 멈추면 기억이 자극되어 생각이 일어난다. 이때 가장 먼저 떠오르는 생각은 강렬한 기억에 의한 생각이지만, 강렬한 기억이 없다면 일반적으로 떠오르는 생각은 불편한 생각이다. 왜냐하면 마음에는 불편한 곳으로 가는 성질이 있기 때문이다. 마음이 불편한 곳으로 가는 이유는 위험 요인을 빠르게 감지하여 대처하게 하기 위함이다. 마음의 이런 성질은 일상생활 속에서는 대부분 무시된다. 무시하지 않으면 모든 상황을 다 민감하게 받아들여 생활이 어렵기 때문이다. 그리고 무시된 생각은 생각의 쓰레기가 되어 어딘가에 남아 있게 된다. 그런데 감각이 멈추고 내부 자극이 증폭되면, 마음의 본래 성질은 여지없이 발휘되어 바로 이런 생각들을 떠올린다. 그러면서 그런 생각을 가지게 된 전후 사정 등을 살피는 등 그 생각을 마주하다 보면 그 생각은 어느새 사라지고 또 다른 생각을 하게 된다. 이런 과정을 통해 쓰레기처럼 복잡하게 엉켜있던 생각 중 사라질 생각은 사라지고 남아 있을 생각들은 정리되어 정확하게 그 모습을 드러낸다. 이것은 사마타(멈춤명상)를 하면 누구에게나 일어나는 현상으로, 사마타(멈춤명상)의 청소 기능이다.

둘째는 자기의 생각과 말과 행동을 보게 하는 기능인데, 이것은 '제거하기'가 필요로 하는 기능이다. 복잡했던 생각들이 정리되는 과정에서 지금의 자기 생각이 어땠는지 그리고 자기의 말과 행동은 어땠는지를 보게 된다. 예를 들어 길을 가다가 어떤 사람과 어깨를 부딪쳤다. 그래서 뒤를 돌아보며 고개를 숙였는데, 상대는 잠시 째려보더니 가던 길을 갔다. 화가 났다. 서로가 조심해야 했을 상황이었기 때문이다. 하지만 그냥 참았고 그 기억은 어느새 잊어버렸다. 그런데 사마타(멈춤명상)를 하니 그 사건이 떠오른다. 사마타(멈춤명상) 중에는 참지 않고 쫓아가 면상에 주먹을 날린다. 상대가 반항하자 더욱더 강력하게 응징하고 분이 풀릴 때까지 끔찍하게 응징한다. 그러면서 어느새 그 생각은 사라지고 다른 생각을 하게 된다. 이렇게 생각이 이어지면서 지저분하게 남아 있던 생각들은 청소되는데, 이 과정에서 자기의 생각과 말과 행동을 보게 되는 것이다.

자기의 생각과 말과 행동을 보았으면, 그다음에는 이상을 일으키는 경험으로 인해 습관이 된 생각과 말과 행동을 알아차리고 자기가 원하는 환경이 만들어지는 생각과 말과 행동을 결정해야 한다. 그것을 도와주는 것이 비파사나(통찰관찰)다.

2) 비파사나(통찰관찰)

비파사나(통찰관찰)는 범어 'vipaśyanā', 빨리어 'vipassanā'의 음역이다. vi-paś(식별하다)에서 파생된 명사로, 한자로 바꾸면 관(觀)이다. 한자어 중에 '본다'라는 뜻을 가진 글자는 세 가지가 있는데, 견(見), 간(看), 관(觀)이다. 그 차이는 견(見)은 눈으로 보는 것이고, 간(看)은 마음으로 분별하여 보는 것이고, 관(觀)은 분별하지 않고 직관(直觀) 하는 것이다. 따라서 비파사나(통찰관찰)는 직관하는 것이다.

불교 경전 중 세친보살(世親菩薩)이 쓴 [무량수경우바리사원생게(無量壽經優婆提舍願生偈)]에, 비파사나(통찰관찰)는 정념(正念)이 지혜가 극락세계를 관하는 것이라고 하였다. 즉 관의 주체는 정념과 지혜고 대상은 극락세계다.

정념이란 바른 염(念)인데, 염이라는 한자는 지금 금(今) 밑에 마음 심(心)이 있다. 마음이 지금에 있는 것이다. 생각은 마음이 있는 곳에서 생긴다. 따라서 마음이 지금에 있으면 어떤 생각이 일어날까?

정념과 반대되는 개념으로 잡념(雜念)이 있다. 이것도 마음이 지금에 있는 것이다. 그러면 정념과 잡념은 무엇이 다를까? 정념의 정(正)은 바르다는 뜻이니 정념이란 마음이 지금에 있는데 생각이 바른 것이고, 잡념의 잡(雜)은 뒤섞인다는 뜻이니 잡념이란 마음이 지금에 있는데 여러 가지 생각이 뒤섞여 혼탁한 것이다.

그러면 마음이 지금에 있게 되면 어떤 생각을 할까? 마음은 본래, 불편한 곳으로 가는 성질이 있다. 따라서 정념은 마음이 지금 가장 불편한 곳으로 간 상태로서, 자신의 불편함을 잘 인식하고 있고, 잡념은 마음이 지금 어디가 불편한지를 모르는 상태로서, 자신의 불편함을 제대로 인식하고 있지 않은 상태다. 다시 말해서 불편함이 없다거나 또는 불편하더라도 그것이 그렇게 신경 쓰일 정도가 아니라면 모르겠지만, 무엇인가 불편하기는 한데 어디가 불편한지 모르는 찜찜한 상태, 이것이 잡념이다. 그렇다면 정념이란 자신의 불편함이 제대로 인식된 상태라고 할 수 있다.

지혜는 아는 것인데 지식과는 다르다. 지식은 생각으로 아는 것이고 지혜는 말과 행동으로 아는 것이다. 다시 말해서 말하고 행동해서 아는 것이다. 그런데 우리는 모든 것을 다 말하고 행동해 볼 수는 없다. 따라서 간접적인 경험을 통해서도 알 수 있는데, 그것을 가능하게 해주는 것이 불교 경전이다.

극락이란 완전연소 중인 세계다. 완전연소란 불이 땔감을 더 이상 탈수 없을 정도로 태우는 상태를 말한다. 불교에서 불이란 번뇌다. 그리고 땔감이란 업이다. 그러니 극락이란 번뇌가 업을 더 탈 수 없을 정도로 태우고 있는 상태라고 할 수 있다. 그런데 번뇌란 고통의 원인이니 지금 자신이 가지고 있는 불편함이고, 업이란 생각과 말과 행동이다. 그러니 극락이란 자신의 불편함을 해소하기 위하여 온전하게 생각하고 말과 행동하는 것이다.

따라서 정념과 지혜가 극락세계를 관한다는 것은 지금의 불편함과 부처님의 경전이 나의 불편을 해소하기 위하여 온전하게 생각하고 말하고 행동하는 모습을 분별하지 않고 본다는 것이다. 이것은 곧 불교 경전 강의를 듣는 것을 말한다.

모든 경전 강의가 비파사나(통찰관찰)를 하게 해주지는 않는다. 더러운 물에 맑은 물을 한 방울 떨어뜨려도 여전히 더러운 물이다. 그러나 깨끗한 물에 더러운 물 한방울 떨어뜨리면 약간은 더워졌어도 그래도 여전히 깨끗함이 많다. 이처럼 번뇌에 지혜 한 방울 떨어뜨려 봐야 그것은 여전히 번뇌다. 하지만 지혜에 번뇌 한 방울 떨어뜨리면 약간은 오염되었겠지만, 여전히 지혜다. 번뇌란 경전을 강의하는 사람이고 지혜는 경전이다. 따라서 경전을 강의하는 사람이, 자신이 이해한 대로 경전을 해설하는 것은 번뇌에 지혜를 한 방울 떨어뜨린 것과 같고, 자신의 삶을 경전에 던져놓고 나오는 소리를 말하는 것은 지혜에 번뇌 한 방울 떨어뜨린 결과가 된다. 따라서 비파사나(통찰관찰)를 위한 경전 강의를 하는 강사는 두 가지 조건을 갖추어야 한다. 첫 번째, 자신이 이해한 내용을 전하는 것이 아니라, 강의하면서 자신도 이해해 가는 내용을 전해야 한다. 그리고 두 번째, 불교에 대해 조예가 깊고 불교를 제대로 공부한 사람이어야 한다. 왜냐하면 불교에 대해 아는 것이 미천하다면 경전의 내용과는 상관없는 엉뚱한 소리를 할 것이기 때문이다.

어쨌든 비파사나(통찰관찰)는 라이프닥터가 강의하는 불교 경전 강좌를 듣는 것이다. 그리고 이런 비파사나(통찰관찰)가 이상을 일으키는 경험으로 인해 생긴 생각과 말과 행동의 습관을 알아차리게 하고, 원하는 환경이 만들어지는 생각과 말과 행동을 결정하게 하는 이유는 불교 경전이 가지고 있는 특별함 때문이다. 그리고 이것에 대해서는 앞의 '알아차리기'의 비파사나(통찰관찰) 부분을 참고하기 바란다.

사마타(멈춤명상)로 자기의 생각과 말과 행동을 보았고, 비파사나(통찰관찰)로 이상을 일으키는 경험으로 생긴 생각과 말과 행동의 습관을 알아차리고, 원하는 환경이 만들어지는 생각과 말과 행동을 결정하였다면, 이제 말하고 행동해서 환경을 바꿔야 한다. 이것을 도와주는 것이 다나바라밀(집착버리기)이다.

3) 다나바라밀(집착버리기)

다나바라밀(집착버리기)은 범어와 빨리어 모두 'Dāna-pāramitā'로, Dāna는 나눔 또는 보시(報施)라는 뜻이며 pāramitā는 저 언덕으로 건너간다는 뜻으로, 도피안(到彼岸)으로 한역한다. 따라서 다나바라밀(집착버리기)은 저 언덕으로 건너가도록 하는 보시라는 뜻이다.

보시란 자비심으로, 남에게 재물이나 불법을 베푸는 것을 말한다. 여기에 바라밀이 붙으면, 무주상보시(無住相報施) 또는 삼륜청정(三輪淸淨) 보시라 한다. 세 가지 바퀴란 뜻의 삼륜이란, 보시를 하는 자와 보시를 받는 자 그리고 보시물이다. 이것이 청정해야 한다는 것은 보시하는 자는 했다는 생각이 없어야 하고, 보시를 받는 자가 받았다는 생각이 없게 해야 하고, 보시물에는 그 어떤 바람도 넣어서는 안 된다, 이렇게 삼륜이 청정해야 하는 이유는 집착이 제거되어야 하기 때문이다. 따라서 삼륜청정 보시를 머무는 상이 없는 무주상(無住相) 보시라고 한다. 그러면 왜 집착을 제거해야 할까?

집착이란 욕심 때문에 생긴다. 왜냐하면 분수에 넘쳐 얻을 수 없는 것이 욕심인데, 그 얻을 수 없는 것에 늘 마음이 쏠려 잊지 못하고 매달리는 것이 집착이기 때문이다. 그러면 욕심이 나쁜 것일까? 욕심이란 분수에 넘치게 무엇을 탐내거나 누리고자 하는 마음이다. 분수란 사물을 분별해 자기 신분에 맞는 한도를 알고, 자기가 일정하게 이를 수 있는 한계를 아는 지혜이니, 욕심이란 자기 신분에 맞는 한도를 넘는, 자기가 이를 수 있는 한계를 넘는 것을 원하는 것이다. 그런데 이것이 나쁜 것일까?

기린의 목이 긴 이유는 오랜 세월 동안 높은 가지의 잎을 먹기 위해 진화한 결과다. 그리고 치타가 빨리 달릴 수 있는 이유는 발 빠른 먹이를 놓치지 않기 위해 오랜 세월 동안 진화한 결과다. 이렇게 짐승은 최대한 환경에 맞게 자기를 변화시켜 왔다. 그리고 그러지 못하면 조용히 숙명처럼 멸종을 받아들였다. 하지만 사람은 그럴 수 없었다. 사람에게는 처음부터 살 수 있는 환경이 아니었기 때문이다. 그래서 인간은 자신을 바꾸기보다는 환경을 바꾼다. 그러다 보니 비행기를 만들어 하늘을 날기도 하고, 잠수함을 만들어 물속에서 생활하기도 하고, 우주선을 만들어 지구 밖으로 나가기도 한다. 이 모든 것은, 이를 수 있는 한계를 넘는 것을 원했고 또 그것을 넘었기 때문이다. 다시 말해서 인간에게 욕심이 없었다면 인간은 진작 멸종했을 것이고 지금과 같은 문명은 존재하지도 않았을 것이다. 따라서 욕심은 인간만이 가지고 있는 특징이고, 지족(知足)은 짐승들에게도 있는 삶의 방식이다.

그러면 집착은 어떤가? 한계를 넘어서려면 늘 마음이 쏠려 잊지 못하고 매달려야 하지 않을까? 그렇기는 하지만 늘 마음이 쏠려 잊지 못하고 매달린다고 한계를 넘을 수 있는 것은 아니다. 한계를 넘어서려면 고정관념을 버려야 한다. 고정관념은 자기가 경험하고 느낀 것으로 인해 생긴 자기만의 상식이다.

[해심밀경]에 이런 말이 있다. "깨달음을 얻었다는 것은 깨달음을 얻었다는 경험을 했다는 것이고 깨달음을 얻었다는 것을 느꼈다는 것이다. 그리고 부처가 되었다는 것은 부처가 되었다는 경험을 했다는 것이고 부처가 되었다는 것을 느꼈다는 것이다. 그런데 이제까지 너의 경험과 느낌이 너의 인생을 어떻게 만들었느냐? 경험과 느낌에 속지 마라."

한계를 뛰어넘지 못하는 이유는 자신의 상식과 경험과 느낌에 집착하기 때문이다. 따라서 집착이란 자신의 상식과 경험과 느낌이다. 그러니 욕심을 가지면 집착이 생긴다는 것은 한계를 뛰어넘기를 원하게 되면 자신의 상식과 경험과 느낌에 늘 마음이 쏠려 잊지 못하고 매달리게 된다는 것이다. 다나바라밀(집착버리기)에서 버려야 하는 집착은 자기의 상식과 느낌과 경험에 대한 집착이다. 따라서 다나바라밀(집착버리기)은 비상식을 행하는 것이다.

그렇기에 다나바라밀(집착버리기)을 하려면 믿음이 필요하다. 믿음이란, 생각에는 의심이 있더라도 말과 행동은 따르는 것이다. 만약 생각에 의심이 없다면 이것은 납득이고 또 맹신이다. 생각에 의심이 있는 이유는 자기의 상식과 맞지 않기 때문이다. 그런데 한계는 자기의 상식이 가져온 것이다. 그 상식을 부수려면 비상식을 말하고 행동해야 한다. 따라서 생각에 의심이 있다는 것은 생각해 보면 비상식이라는 것이다. 그리고 말과 행동에 믿음이 있다는 것은 의심이 있지만 말하고 행동한다는 것이다.

사마타(멈춤명상)를 통해서 자기의 생각과 말과 행동을 보았다. 그리고 비파사나(통찰관찰)를 통해 자기의 생각과 말과 행동에 무엇이 잘못되어서 원하는 환경이 안 만들어지는지를 알았고, 어떤 말과 행동을 해야 원하는 환경이 만들어지는지를 알았다. 그런데 그 말과 행동은 내 상식에서 벗어난다. 그래서 과연 그렇게 하면 원하는 환경이 만들어질지 의문스럽다. 이때 다나바라밀(집착버리기)을 하면 집착이 사라지고 자기도 모르게 원하는 환경이 만들어질 수 있는 말과 행동을 하게 되는 것이다. 다나바라밀(집착버리기)은 집착을 제거해서 자기의 생각을 말하고 행동하게 도와주는 장치다.

4) 사비다 수행

사마타(멈춤명상)는 자기의 생각과 말과 행동을 보게 하고, 비파사나(통찰관찰)는 사마타(멈춤명상)를 통해 본 자기의 생각과 말과 행동에 어떤 오류가 있어서 원하는 환경이 안 만들어졌는지를 알게 하여, 이제는 어떻게 말하고 행동해야 할지를 알려준다. 하지만 집착이 있어서 말하고 행동하기가 꺼려진다. 이때 다나바라밀(집착버리기)이 집착을 제거해 자기도 모르게 말하고 행동하게 하는 것이다. 이렇게 사마타(멈춤명상), 비파사나(통찰관찰), 다나바라밀(집착버리기)은 떼려야 뗄 수 없는 한 세트이다. 그래서 이것을 줄여 사비다 수행이라고 말한다.

그런데 사비다 수행으로 자기가 원하는 환경이 만들어질 말과 행동을 했다고 바로 원하는 환경이 만들어지는 것은 아니다. 그렇지 않을 확률이 더 높다. 그러면 다시 사마타(멈춤명상)를 통해 자기의 생각과 말과 행동을 보고, 비파사나(통찰관찰)를 통해 왜 실패했는지를 알아차린다. 이때 레벨업을 한다. 그리고 다나바라밀(집착버리기)로 집착을 제거하면 교정된 생각을 말하고 행동하게 된다. 그런데 또 그 결과가 실패다. 그러면 다시 이 과정을 반복한다. 그러면서 레벨업을 하다 보면 언젠가는 반드시 원하는 환경이 만들어진다.

텔레비전 게임이 PC로 가더니 이제는 모바일 게임으로까지 진화하였다. 플레이스테이션을 쓰던 세대가 어느새 50, 60대가 되어 있다. 그러다 보니 비디오 게임은 전 세대에 걸쳐서 사랑받고 있다. 때로는 게임에만 빠진 사람들이 문제가 될 정도다. 도대체 무엇이 그렇게 재미있어서 사람들은 비디오 게임에 열광하는 것일까? 캐릭터를 키우는 재미 때문이다. 게임 속 캐릭터는 실패를 통해 레벨업을 하고 성공을 통해 아이템을 얻는다. 그러면서 레벨이 올라간다. 이 과정이 재미있기 때문이다. 그런데 게임 속의 캐릭터가 아무리 레벨업을 하고 아이템으로 수천억을 벌어도 그건 단지 게임 속일 뿐, 실제 생활에는 아무런 도움이 안 된다.

하지만 실제 세계를 살아가는 내가 레벨업을 하고 아이템을 얻는다면 어떻게 될까? 주변에서 보는 눈이 달라지고 차와 집이 바뀐다. 이러한 삶을 살 수 있게 해주는 것이 사비다 수행이다. 다시 말해서 사비다 수행은 실재하는 나라는 캐릭터를 성장시켜 주는 수행이다.

이런 사비다 수행이 인생 치유술의 마지막 단계인 유지에 사용되는 것은, 인생의 기능에 이상을 일으키는 경험으로 인해 생긴 생각과 말과 행동의 습관은, 의지로 제거되는 것이 아니라 '알아차리기'를 유지하다 보면 저절로 사라지는 것인데, 자신을 레벨업 시켜주고 원하는 것을 이루게 해주는 사비다 수행이 이런 상태를 가장 잘 만들어 줄 수 있기 때문이다.

이렇게 해서 인생 의학에 관한 이야기를 인생 의술까지 간략하게 정리해 보았다. 이제 지금까지의 치유 사례를 몇 가지만 소개하고 이 글을 마칠까 한다.

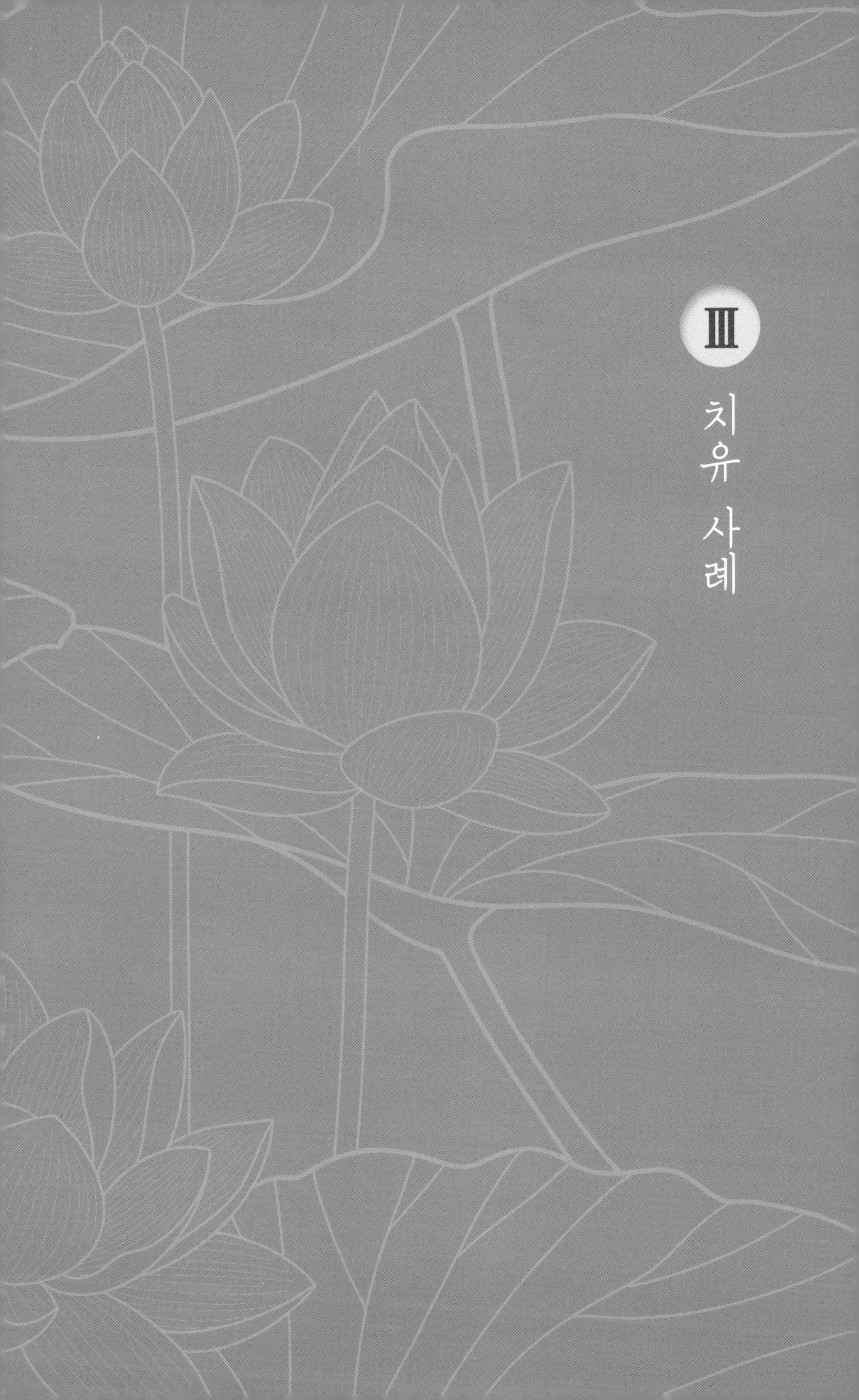
III
치유 사례

인생 의학이란 신체에는 이상이 없는데도 괴로운 인생을 살게 하는 인생의 병을 치유하는 학문이다. 신체에 이상이 없음에도 괴로운 인생을 살아가는 경우는 각종 정신병과 또 정신병으로 진단받지는 않았어도 괴로운 인생을 사는 경우가 있다. 따라서 사례들을 소개함에 있어서 정신병으로 진단받은 경우와 정신병으로 진단받지 않은 경우로 나누어 소개하고자 한다. 정신병으로 진단받은 경우는 그 병의 증상과 또 현대의학에서 말하는 원인과 치유법을 소개한 후 인생 의학에서의 견해와 사례를 밝히겠다. 그리고 정신병으로 진단받지 않은 경우에 대한 분류는 정확하게 나누어지지 않는 부분이 있어 적당히 분류한 것임을 양해해주기 바란다.

1
정
신
병

현대의학에서는 정신병의 원인을 뇌 또는 신경분비물질이나 호르몬의 이상으로 보고 치료한다. 하지만 호전과 악화 그리고 재발을 반복할 뿐, 완치된 사례는 찾아보기 힘들다. 따라서 현대의학에서 정신병의 치료 목표는 호전이지 완치는 아닌 것으로 보인다. 이것은 곧 신체에 이상이 생겨서 정신병이 생긴 것이 아니라 정신병이 생겨 신체에 이상이 생긴 것이라는 사실을 입증하는 예다.

인생 의학에서는 모든 정신병의 원인을 과거의 경험으로 본다. 그래서 인생 내시경으로 정신병을 일으킨 경험을 찾고 그것을 바꾸거나 재평가하게 함으로써 병을 치료한다. 그 결과가 어떤지 치유된 몇 가지 사례를 소개하겠다.

1) 조현병

조현병(정신분열병)은 10대 후반에서 20대의 나이에 시작하여 만성적 경과를 보이는 정신적으로 혼란된 상태로, 주된 증상은 환각, 환청,

망상, 이상 행동, 횡설수설 등이다. 그중 가장 흔한 증상이 환각인데, 누군가 말하는 목소리가 끊임없이 들리거나 실제로 존재하지 않는 대상이 보이기도 하며, 그 내용은 환자의 행동을 지시하거나 간섭하고 비평하는 내용 또는 사람끼리 주고받는 소리 등이다. 또 하나의 흔한 증상은 망상이다. 주위에서 일어나는 일을 자신과 연관시켜 개인적인 특별한 의미를 부여하는 관계 망상, 나를 감시하고 있다거나 누군가가 나를 조종한다고 느끼는 피해망상, 과대망상, 내가 구세주이거나 하나님의 계시를 받았다고 하는 종교 망상 등이다. 그리고 혼자만의 생각에 사로잡혀 다른 사람의 말에 귀를 기울이지 못하기 때문에, 상황에 적절한 것과 적절치 못한 것을 가려내지 못하고, 타인의 의향을 제대로 파악하지 못하며, 엉뚱한 이야기를 불쑥 꺼내거나 쉽게 산만해지고 집중을 잘하지 못한다. 그리고 또 상황에 맞지 않게 심각하거나, 슬픈 말을 하는 상황에서 웃는 등과 같이 부적절한 감정 표현을 하기도 하고, 감정이 메말라 감정 표현이 없거나 기쁘거나 슬프다는 정상적인 감정 표현을 잘하지 못하고 무표정하다.

현대의학에서는 혈액 검사, 뇌컴퓨터단층촬영(CT), 뇌자기공명영상(MRI), 단일광자방출단층촬영(SPECT), 뇌파 검사 그리고 심리 검사로 진단하지만, 무엇보다 중요한 것은 위와 같은 증상이다. 현대의학에서는 신경분비물질이나 호르몬을 약물로 조절하는 약물치료와 상담 등을 통한 정신 치료를 병행하지만 완치는 상당히 어려워 평생을 정신병원 신세를 져야 한다.

그러나 인생 의학의 관점에서 조현병의 주된 원인은 불안이다. 불안의 주된 원인은 안 좋았던 경험이다. 이 경험이 외부로부터 들어오는 자극의 분석에 깊이 관여하여 잘못된 분석을 일으키고, 이런 경험은 불만족한 환경을 개선할 수 없거나, 아니면 더 좋아질 수 없다는 생각을 강하게 고착시킨다. 그런 중에도 살아야 하니까 개선할 수 있는 방법을 강구하는데, 그것이 현실도피다. 그러면서 환각, 환청, 망상을 일으키는데 두려운 환각이나 환청 또는 피해망상은 극한의 두려움을 느끼게 하고, 그것을 극복하고자 분노를 일으켜 발작하게 한다. 또는 좋은 환각이나 환청 또는 과대망상은 공격적이지는 않지만 일상생활을 어렵게 한다.

인생 의학에서는 먼저 최초의 불안을 느끼게 된 경험을 찾는다. 그런데 조현병은 모두 어린 시절 특히 청소년기에 생긴다. 따라서 대부분 어렸을 때의 환경으로부터 생긴다. 그런 다음 새로운 경험을 통해 그 경험을 교체하거나 그 경험에 대하여 재평가를 할 수 있게 도와준다. 그것만 가지고도 대부분 치유된다.

그런데 조현병이 걸리는 시기는 청소년기다. 따라서 완치가 되었다 하더라도 정신연령은 청소년에 머물러 있다. 예를 들어 18세에 조현병에 걸려 60세에 완치돼도 정신연령은 18세이다. 이런 환경이 다시 공포를 가져오게 해서 조현병을 재발시킬 수 있다. 따라서 치유가 되었다 하더라도 '제거하기'까지 지속해야 한다. 그리고 또 환각, 환청, 망상이 심하거나 산만하고 집중을 못하는 상태는 인생내시경을 할 수 없기 때문에, 이때는 정신과의 협진을 통해 약물치료를 병행해야 한다.

(50대 후반 남자)

아들이 20대 때부터 망상과 환각에 시달려 정신병원을 찾았지만 호전되었다가 재발하여 악화되기를 반복할 뿐 완치되지 않아 유명한 목사님이나 스님들, 박사님들을 찾아다녔지만 별 효과가 없어서 오신 80대 여자분이다. 아들은 이미 60대를 바라보고 있었다.

진단 결과는 극도의 공포심이었다. 7살 경 집에 가사를 도와주는 10대 초반의 여자아이가 있었다. 이 여자아이의 요구에 의하여 유사 성행위를 하였다. 그리고 그것을 친구들에게 자랑하였는데 친구들이 놀라며 그것은 나쁜 짓이라 하며 어머니에게 혼날 것이라고 하였다. 어머니는 엄격한 분이었기 때문에 어머니에게 혼날 것이 두려워 그 사실을 감추고 살았다. 그런데 성장하면서 성적인 욕구가 강해지고 어렸을 때의 기억을 떠올리며 그 여자아이를 연모하는 마음이 생겼는데, 이런 모든 사실이 어머니에게 알려지면 혼날 것이 두려워 감추고 살았다. 그러나 성장함에 따라 성적인 욕구는 더욱 강해지고 그 여자아이에 대한 연모의 마음도 덩달아 강해지면서 더불어 공포심도 같이 강해졌다. 그러면서 10대 중반부터 시작된 증상은 20대 초반에는 극심해져 병원에 입원하게 되었다.

인생내시경을 통하여 어린 시절로 돌아가 그 상황을 다시 보고 경험하게 하였다. 그러자 조현증은 사라졌다. 하지만 육체적인 나이는 50대이지만 정신연령은 10대에 머물러 있었다.

(30대 초반 남자)

환각 환청으로 인하여 귀신이 들렸다고 생각해서 찾아왔다.

진단결과는 과도한 책임감이었다. 아버지는 일찍 돌아가시고 홀어머니와 살았다. 어릴 때부터 어머니를 책임져야 한다는 강박관념이 있었는데, 어머니를 책임질 수도 없는 상황에서 결혼하고 아이까지 생겼다.

그런데 부인도 일방적으로 남편에게 의지하는 사람이었다. 이런 중압감에 시달리며 성공하려고 하나 성공은 할 수 없고 상황만 더욱 악화될 뿐이다. 그러면서 공포심이 더욱 더 커지면서 증상이 시작되었다.

인생내시경을 통하여 모든 것을 혼자 다 책임질 필요가 없음을 알게 하였다. 그러면서 증상은 사라졌다.

(20대 후반 남자)

10대중반에 환각과 환청 그리고 발작으로 인하여 정신병원에 입원과 퇴원을 반복하고 있었다.

진단 결과는 극도의 공포심이었다. 호기심이 많고 활동적인 성격의 아이였다. 그러나 사교적이지 못한 부모님 밑에서 성장하다 보니 친구들과 어떻게 지내야 하는지를 몰랐다. 그래서 단순한 호기심에서 한 행동과 말이 친구들의 강한 반발을 가져오게 했고, 따라서 항상 영문도 모른 채 주변 사람들이 자신을 적대하고 공격하는 상황을 마주해야 했다. 이런 공포스러운 상황이 지속되자 분노를 일으키기 시작했다. 분노는 공포를 극복하기 위하여 일으키는 자연스러운 현상이다. 그러면서 환각과 환청이 생기게 되고 공포심은 더 극에 달하고 발작을 하게 되었다.

인생내시경을 통하여 당시의 자신의 말과 행동이 무례하였음을 알게 하고 그 상황을 바로 보게 하였다. 그리고 사람들을 존중하는 법을 훈련을 시켰다. 그러자 발작은 사라지고 환각이나 환청도 없어졌다. 그러나 몸은 20대 후반이지만 정신연령은 10대 초반인 상태로 남아 있었다.

2) 우울증

우울증은 생각의 내용, 사고 과정, 동기, 의욕, 관심, 행동, 수면, 신체 활동 등 전반적인 정신 기능이 지속적으로 저하되어 일상생활에도 악영향을 미치는 상태다. 현대의학에서는 아직 그 원인을 명확하게 밝히지 못하고 있다. 단, 뇌 안에 있는 신경전달물질(노르에피네프린, 세로토닌, GABA 등)과 호르몬(갑상선, 성장 호르몬, 시상하부–뇌하수체–부신피질 축) 이상, 생체 리듬의 변화와 관련이 있다고 본다. 그리고 유전적 요인도 있다고 하나 아직 주요 우울 장애와 관련하여 일관성 있게 보고된 유전자 이상은 없다. 그리고 또 하나는 환경적 요인으로, 살아가면서 대처하기 어려운 상황, 즉 사랑하는 사람을 잃는 것, 경제적 문제, 강한 스트레스 등이다.

우울 증상이 2주 이상 오래가거나, 식욕과 수면 문제가 심각하거나, 주관적 고통이 심하거나, 사회적, 직업적 역할 수행에 심각한 지장이 있거나, 환각과 망상이 동반되거나, 자살 충동이 지속된다면 반드시 치료를 받아야 한다.

현대의학에서는 약물 치료, 정신 치료(심리 요법), 전기 경련 요법(Electroconvulsive therapy), 반복적 경두개 자기자극법(Repetitive transcranial magnetic stimulation; rTMS)으로 치료하는데, 호전시킬 뿐 완치시키지는 못한다.

그러나 인생의학에서는 우울증의 원인을 생각의 기능 중 분석의 이상으로 본다. 사람이 생각을 하는 이유는 처한 환경을 더 좋게 개선하기 위한 것인데, 좋아질 수 있는 희망이 없다면 외부로부터 들어오는 자극도 또 내면에서 일어나는 기억으로 인한 자극도 별 의미가 없다. 이런 상태가 지속되면 우울해지는 것이다.

따라서 인생내시경을 통해서 희망이 없는 이유를 찾아낸다. 그 원인이 낮은 자존감, 의존적인 성격, 완벽주의자 등의 심리적인 요인도 있겠지만 충격적인 사건이나 부정적인 사건도 있다. 충격적인 사건이나 부정적인 사건을 겪게 되면 누구나 일시적인 우울감은 있겠으나, 이것이 누구나 다 우울증으로 발전하는 것은 아니다. 따라서 이러한 사건이 우울증으로 발전할 수 있는 요인을 찾아 제거한다.

다시 말해서 인생내시경으로 생각을 살펴보며, 왜 자존감이 낮은지, 왜 의존적인 성격이 되었는지, 왜 완벽주의자가 되었는지, 등의 심리적인 요인이 생긴 원인과 그리고 충격적인 사건이나 부정적인 사건이 우울증을 일으킨 원인이 무엇인지를 찾는다. 그리고 그 원인을 제거하고, 우울한 말과 행동을 교정하여 우울한 환경을 제거한다. 아직까지 완치되지 않은 사람은 없다.

(20대 대학생)

대학생으로 항상 우울함을 호소하고 자살하고 싶다는 말을 자주 한다. 병원에 다니면서 치료도 해보고 심리상담도 받아 보았지만 잠깐 좋아질 뿐 그다지 차도가 없었다.

진단 결과 자아상실이었다. 중학교 때 성적이 우수하여 특목고에 들어갔다. 그러나 그곳에서는 성적이 좋지 않았고 친구들로부터 왕따를 당했다. 그 해결책으로 친구들이 좋아할 수 있는 사람이 되기 위하여 친구들에게 맞추며 살았다. 그 결과 왕따를 면하게 되었다. 그 후 이런 방식의 인간관계를 신뢰하게 되었는데, 이것은 자신을 돌보지 않는 결과를 가져오게 하였고 이것이 우울증의 원인이 된 것이었다.

과거로 돌아가 친구들에게 맞추지 않고 자기의 삶을 제대로 삶으로써 친구들의 평가를 바꾸게 하는 경험을 하게 하였다. 그리고 자긍심, 자존심, 자부심이 높아질 수 있는 경험을 하게 하였다. 그 결과 우울증은 사라졌다.

(40대 여자)

자꾸 자살하고 싶다는 생각이 들고 정신과 치료를 받고 있지만 차도가 없어 살려달라며 찾아왔다.

진단 결과 의지처 부재였다. 아버지가 일찍 돌아가시고 어머니에게는 수시로 남자가 바뀌었다. 그러는 어머니 역시 의지처가 없기 때문이었다. 그러는 사이 어머니의 돌봄도 받지 못하고 그렇다고 다른 곳에 의지할 곳도 없이 성장하였는데, 성장해서도 항상 어딘가 의지할 곳을 찾아 헤매게 되었는데 그러나 의지처는 그 어디에서도 찾을 수 없었다.

인생내시경을 통하여 의지처를 만들어 홀로 설 수 있게 하였다. 그 결과 우울증은 사라졌다.

(30대 직장인)

항상 우울감에 쌓여 일상생활을 제대로 할 수 없어 그 문제를 극복하기 위하여 정신과 치료도 받아 보고 절에서 기도생활도 많이 하였지만, 차도가 없어서 찾아왔다.

진단 결과는 자존감 상실이었다. 엄격한 아버지 밑에서 부정적인 언어와 편잔으로 인하여 자존감이 많이 상실된 상태로 성장하여 어른이 되었다. 인생내시경을 통하여 과거의 사건으로 돌아가 자존감을 잃게 되는 상황을 마주하면서 다르게 대처하게 하였다. 그 결과 자존감이 높아졌고 우울증은 사라졌다.

3) ADHD(Attention-Deficit-Hyperactivity Disorder 주의력결핍과잉행동 장애)

ADHD는 아동기에 많이 나타나는 장애로, 지속적으로 주의력이 부족하여 산만하고 과다활동, 충동성을 보이는 상태를 말한다. 이러한 증상을 치료하지 않고 방치하면 아동기 내내 여러 방면에서 어려움이 계속되고 청소년기와 성인기가 되어서도 증상이 남는다.

전 세계적으로 학령기 아동, 청소년의 ADHD 유병률은 약 3~8% 정도다. 남아가 여아보다 유병률이 약 4~6배 정도 더 높다. 국내 연구에서도 초등학생의 5%가 ADHD 증상을 가지고 있다는 사실을 제시했다. ADHD가 청소년기를 지나 성인기까지 이어지는 경우도 30~70%에 이른다.

증상으로는 주의 집중을 못하거나, 멍하게 다른 생각을 하거나, 남의 이야기를 귀담아듣지 않는다. 또는 학습이나 놀이 중에 주의력이 쉽게 분산되거나, 꼼꼼하지 못하고 부주의한 실수가 잦거나, 지시대로 따라 하는 것을 잘하지 못한다. 또는 주어진 과제를 끝마치지 못하기도 하고, 주어진 일을 체계적으로 수행하지 못하기도 하고, 물건을 자주 잃어버리고 해야 할 일이나 약속 등을 잘 망각한다. 또는 정신적인 노력이 많이 드는 일을 귀찮아하고, 발에 바퀴가 달린 것처럼 계속 움직이며, 한 자리에 가만히 앉아있지 못한다. 또는 손발을 꼼지락대고 만지작거리며, 지나치게 말이 많거나, 질문이 채 끝나기 전에 성급하게 대답한다. 또는 순서를 지키는 것을 힘들어하고, 다른 사람의 활동을 방해하고 간섭하고, 조용히 놀지 못하며, 참고 기다리는 것이 어렵다.

현대의학에서는 뇌 안에서 주의 집중 능력을 조절하는 신경전달물질(도파민, 노르에피네프린 등)의 불균형이나 주의 집중력과 행동을 통제하는 뇌 부위의 구조 및 기능의 변화, 그리고 뇌 손상, 뇌의 후천적 질병, 미숙아를 그 원인으로 본다.

그러나 인생의학에서는 어렸을 때 일어날 수 있는 일반적인 현상으로 성장을 하면서 좋아진다고 보지만, 일상생활이 어려울 정도로 심한 경우는 환자가 처한 환경에 그 원인이 있다고 본다. 아동의 경우, 가정환경 또는 학교 환경을 비롯하여 아동이 많이 노출되는 환경에서의 불안이 그 원인이라고 본다.

그래서 치유 방법은 인생내시경을 통하여 불안하게 된 원인을 찾아 그것을 제거한다.

(10살 학생)

병원으로부터 ADHD 판정을 받아 약물치료와 인지행동 치료, 학습 치료, 놀이 치료, 사회성 그룹 치료 등 다양한 치료를 받았지만 호전되지 않았다. 그래서 인생치유를 받게 되었다.

인생내시경으로 검진한 결과 이 아동의 ADHD의 원인은 어머니 자궁 속에서부터 생겼다. 어머니가 이 아동을 임신하였을 때 남편과의 불화로 유산을 결심했던 적이 있었다. 이 때 태중에서 죽을 수도 있다는 불안감을 갖게 된 이 아이는 빨리 태어나 어머니에게 자신이 얼마나 필요한 존재인지를 알려주고 싶어 했다. 그래서 항상 부모에게 자신을 어필하고자 노력하게 되었고 학교에 들어가서는 친구들과 선생님에게 자신을 어필하려고 노력하였다.

원인은 어머니에게 있었으나 어머니를 치유할 필요는 없었고 어머니로부터 왜 유산하려고 했었는지 그 사정을 듣고 사과를 받고 치유한 결과 ADHD는 완치되어 성인이 된 지금까지도 재발하지 않고 있다.

4) 아스퍼거증후군

아스퍼거 증후군은 지능 저하와 언어 장애를 동반하지 않는 자폐성 장애의 일종으로, 자폐 스펙트럼 장애(ASD)에 속한다. 정식 명칭은 아스퍼거증후군 또는 아스퍼거 장애이며, 일반적으로 줄여서 '아스퍼거'라고 부른다. 이 증후군은 1944년 오스트리아의 소아과 의사 한스 아스퍼거에 의해 처음 정의되었으며, 그는 자폐성 정신질환을 가진 아동의 특정 행동 패턴을 관찰하여 이 증후군을 설명했다. 이후 아스퍼거증후군은 2013년 DSM-5에서 자폐 스펙트럼 장애로 통합되었다.

아스퍼거증후군의 환자는 일반적으로 사회적 상호작용에 어려움을 겪고, 제한적이고 반복적인 행동을 보이며, 감각적인 민감성을 나타낸다. 이들은 언어 발달은 정상이나 대화의 흐름을 이해하는 데 어려움이 있는데, 현대의학에서 아스퍼거증후군의 원인은 유전적 요인, 신경 생물학적 요인, 환경적 요인이 복합적으로 작용하는 것으로 알려져 있다.

현대의학에서의 치료 방법으로는 심리 치료, 약물 치료, 교육적 지원, 가족 지원 등이 있으며, 행동 치료가 가장 효과적이라고 입증되었다고 하며, 약물 치료는 일반적으로 공격성, 불안 등의 증상을 완화하는 데 사용될뿐이다. 현대의학에서의 완치는 불가능하지만, 증상을 관리하고 삶의 질을 향상시킬 수 있다고 한다.

그런데 인생의학에서 아스퍼거증후군의 원인은 환경적인 요인으로만 본다. 특별한 인생의 병이 있는 부모가 만들어 놓은 환경 속에서 생기는 것으로 본다.

치유사례를 통해 설명하겠다.

연예인을 꿈꾸며 예술대학을 다니던 학생이었다. 인생 강좌를 듣고 친구들과의 관계가 어렵다며 상담을 신청하였다. 그 나이 또래들이 충분히 알만 것들을 알지 못하고 설명해 주어도 알아듣지 못해 사회적 상호작용에 어려움을 겪고, 제한적이고 반복적인 행동을 보이지는 않았으나, 어떤 부분에 있어서는 어린아이처럼 감정을 표현했다. 언어 발달은 정상인 것 같았으나 대화의 흐름을 이해하는 데 어려움이 있어 보였다.

인생내시경을 통해 원인을 찾아보니 부모님의 무관심이었다. 태어나서 초등학교에 들어가기 전까지 아무에게도 관심을 받아보지 못했다. 그러다가 학교에 가니 선생님과 아이들이 관심을 가지기 시작하자 그것을 공격으로 간주하고 거칠게 행동했다. 그 결과 아이들의 공격을 받게 되었고 중학교 때는 정신병원 신세를 졌다.

절에서 1년간 생활하며 바르게 생활하는 것을 알려주었다. 지금은 편의점 아르바이트를 할 정도로 발전하였다.

5) 섭식장애(Eating Disorder 거식증과 폭식증)

정신적인 문제로 인해 음식 섭취에 장애가 생기는 질환으로, 대표적인 질환에는 거식증(신경성 식욕부진증)과 폭식증(신경성 대식증)이 있다. 증상은 체중 변화, 음식 섭취 억제, 폭식, 자제력 상실에 대한 두려움, 왜곡된 신체상, 비정상적인 방법을 통한 체중 조절, 과도한 운동, 무월경 및 호르몬 변화, 심리적으로 쉽게 초조해하고 우울감을 느끼며 자살 및 자해 충동을 경험할 수 있으며, 강박 장애 증상도 보일 수 있다. 그리고 영양 부족으로 인한 뇌 위축이 될 수도 있다.

섭식 장애는 각 질환에 대한 진단 기준에 따라 진단되는데, 신경성 식욕 부진의 진단 기준은 정상 체중의 85% 이하를 유지하기를 거부하거나, 체중 증가나 비만에 대한 지나친 두려움을 가지고 있거나, 신체 크기와 외모에 대한 왜곡된 생각을 가지고 있거나, 여성의 경우, 적어도 3회 이상 월경을 하지 않을 경우 거식증으로 진단한다. 그리고 신경성 폭식증의 진단 기준은 반복되는 폭식(많은 양의 음식을 빨리 섭취), 폭식 후 체중 증가를 예방하기 위한 구토 유도, 이뇨제 사용 등의 부적절한 행동, 최소 3개월 동안 주 2회 이상의 폭식 또는 부적절한 보상 행동, 신체형과 체중에 대한 지나친 관심을 가지면 폭식증으로 진단한다.

현대의학에서는 생물학적 및 심리적 원인으로 파악하고 치료하지만, 인생의학에서는 생각, 말, 행동의 장애로 보고 원인을 찾아 제거한 후, 음식을 거부하거나 폭식하지 않도록 유도한다. 다음은 치료한 사례이다.

(30대 후반 여자)

스트레스를 받으면 폭식을 한다. 자재할 수 없는 상태다. 인생내시경을 통한 진단결과는 심리적인 자학이었는데 그 원인은 군인인 아버지로 인하여 교육이란 명목으로 실제로는 훈련을 매로 받았기 때문이다. 교육과 훈련은 다르다. 교육은 상대가 잘 되라고 하는 것이며 훈련은 말 잘 들으라고 하는 것이다. 그리고 교육은 매로 하고 훈련은 칭찬으로 한다. 또 교육은 사람에게 하는 것이고 훈련은 짐승에게 하는 것이다. 왜냐하면 사람은 매를 맞으면 자신이 무엇을 잘못했는지를 성찰하게 되지만, 짐승은 매를 맞으면 상대의 공격으로 인지하여 으르렁 거리기 때문이다. 그런데 사람에게 훈련을 시키며 매질을 하게 되면 사람은 자신을 부정하게 된다. 이것은 명령에 죽고 살아야 하는 노예나 군인에게나 하는 방식이다.

인생내시경을 통하여 자학을 멈추게 하고 스스로를 긍정하고 존중하게 하였다. 그러자 폭식이 사라졌다.

(50대초반 여자)

음식을 먹고 싶지 않은 정도가 아니라 음식을 먹는 것 자체가 괴롭다. 죽을 수가 없어 겨우 연명할 정도로 먹을 뿐이다. 인생내시경을 통한 진단결과는 완벽증이었다. 매사에 모든 것을 완벽하게 하려고 하니 모든 일에 스트레스를 받고 근심과 걱정이 떠나지 않는다.

인생내시경을 통하여 완벽하려고 하는 생각을 가지게 된 과거의 사건을 찾아내 그 부분을 다시 고찰하게 하고 새로운 경험을 하게 함으로써 완벽함을 추구하는 성향을 없앤 후, 현재 자신이 겪고 있는 근심과 걱정에 대하여 제대로 마주하게 하였다. 그리고 부드러운 음식부터 시작하여 서서히 음식의 양을 늘리게 하였다. 그러자 음식의 맛을 알게 되고 음식을 먹는 것을 좋아하게 되었다.

6) 외상 후 스트레스 장애
(Post Traumatic Stress Disorder, PTSD)

PTSD는 전쟁, 고문, 자연재해, 사고 등 심각한 사건을 경험한 후 공포감을 느끼고, 사건을 재경험하며 고통을 겪는 질환이다. PTSD의 주요 증상은, 충격적인 사건의 재경험을 통해 사건과 관련된 상황이나 자극에서 회피하는 행동을 하거나, 현실에서 분리된 느낌의 해리 현상을 경험하고, 갑작스러운 극도의 불안감으로 공황발작을 일으키기도 하고, 환청 등의 증상이 있기도 하고, 공격적 성향, 충동 조절 장애, 우울증, 약물 남용. 집중력 및 기억력 저하 등이 나타난다.

PTSD의 주된 원인은 충격적인 사건이지만, 이 사건을 경험한 사람 중 약 6.7%에서만 발생하는 것으로 보아, 어린 시절의 심리적 충격과 갈등이 현재의 사건과 맞물려 재발했을 가능성, 조건화된 자극이 공포 반응을 일으켜 회피 행동을 유도, 또는 도파민, 노르에피네프린 등 신경 전달 물질과 자율신경계의 과도한 반응이 관련되어 있다고 본다.

그래서 현대의학에서는 약물 치료와 정신 치료 요법을 사용하지만, 인생의학에서는 생물학적 원인은 PTSD가 생겼기에 일어난 현상이지 생물학적인 원인이 있어서 PTSD가 생겼다고 보지 않는다. 따라서 약물로 생물학적인 원인을 없앤다 하더라도 PTSD는 다시 재발할 것이지만 PTSD가 치료되면 생물학적인 원인은 저절로 없어질 것이라고 본다.

이 PTSD의 원인은 충격적인 사건 자체겠지만, 그중 6.7%만이 발병한다면, PTSD를 앓는 사람은 PTSD를 일으킬 수 있는 원인을 이미 보유하고 있었다고 보아야 한다. 그리고 충격적인 사건이 연이 되어 PTSD가 일어날 수 밖에 없는 모든 조건이 갖추어졌기에 생긴 현상이라고 보아야 한다. 따라서 인생의학에서는 PTSD가 일어날 수 밖에 없었던 원인이 무엇인지 그것을 찾아내서, 그 원인을 제거한다.

치료예

(30대 남성)

직장상사의 괴롭힘으로 충격적인 사건을 겪게 되었다. 그 이후로 그 사건이 반복되는 것 같은 착각을 하게 되고 또 그와 유사한 상황에 처하면 견딜 수 없는 공포감을 느끼게 되어 사회생활을 할 수 없는 상태가 되었다. 그 후 병원에서 PTSD라는 진단을 받고 약물치료와 심리치료를 병행하였지만 큰 차도를 보지 못했다.

인생내시경으로 진단한 결과 성장과정에서 어떤 일이든지 완벽하게 해야 한다는 생각이 자리잡게 되었고, 나름대로 이제까지 모든 것을 완벽하게 수행하며 살았다고 생각했는데, 직장상사의 괴롭힘과 이것으로 인하여 생긴 사건은 본인이 통제할 수 없는 재앙이었다. 그래서 PTSD가 생긴 것이었다,

이에 환자의 어린 시절로 돌아가 어떤 일이든 완벽하게 해야 된다는 생각을 가지게 된 사건들을 지금 어른이 된 시점에서 다시 재조명하게 함으로써 자연스럽게 다시 평가하게 하고, 충격적인 사건이 일어난 시

점으로 다시 돌아가 그 사건을 스스로 해결하게 하였다. 그랬더니 PTSD의 증상은 사라지고 정상적인 사회생활을 하게 되었다.

PTSD는 심리적 외상에 의해 발생하는 복잡한 질환으로, 치료를 통해 과거의 경험을 재조명하고 문제를 해결하는 것이 중요하다. 인생내시경 같은 접근법은 환자가 자신의 경험을 직접적으로 느끼게 하기 때문에 훨씬 효과적인 치료가 가능하다.

7) 은둔형 외톨이

사회생활을 극도로 멀리하고, 방이나 집 등 특정 공간에서 나가지 못하거나 나가지 않는 사람을 일컫는 신조어인데, 이 현상은 다양한 심리적 및 사회적 요인으로 인해 발생하며 질병이나 장애로 간주되지 않는다. 2003년 일본의 정신건강의학과 의사 사이토 다마키가 언론에 처음 소개하였고, 2005년 그의 저서가 한국에도 번역되면서 알려졌다. 일본에는 약 70만 명 정도, 한국에는 2~30만 명이 존재하는 것으로 추정된다. 원인은 사회적인 요인과 심리적인 요인이 있는데, 사회적인 요인으로는 학교나 직장에서의 왕따, 가족과의 갈등, 사회적 압박 등이고, 심리적 요인으로는 자존감 저하, 트라우마, 현실 회피 등이다.

이들의 생활패턴은 방이나 집에 고립되어 생활하며, 인터넷 중독이나 불규칙한 식사 등의 문제가 발생되며, 이들의 정신적 증상으로는 자기 비하, 대인 과민, 우울감 등을 겪으며, 때로는 폭력성을 보이기도 한다. 이들이 사회에 복귀하지 못할 경우, 부모의 경제적 지원에 의존하게 되어 심각한 사회적 문제로 이어질 수 있다. 사회 복귀는 어려운 과정이며, 학업 성취의 격차나 이력서의 공백으로 인해 취업에서 불이익을 받을 수 있다.

(은둔형 외톨이를 둔 어머니)

아들이 대학을 휴학하고 군대에 다녀온 후 방에만 박혀서 5년간 나오지 않는다는 것이다. 그래서 어머니는 인생치유프로그램을 했다. 인생내시경을 본 결과는 어머니가 아들에게 업혀있었다. 그래서 내려오도록 치유했다. 아들이 갑자기 아르바이트를 하기 시작하더니 공무원시험을 준비해서 공무원시험에 합격했고 지금은 공무원생활을 하고 있다.

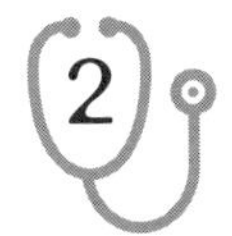

정신병진단을 받지는 않았으나 괴로운 인생을 사는 사람들

1) 자식에게 업힌 사람

(70대 여인)

결혼 적령기가 지난 두 딸이 시집을 안 가고 하나 밖에 없는 아들은 공무원 시험에 번번히 낙방하는 것이 고민이어서 찾아왔다. 인생내시경으로 원인을 찾아보니, 시어머니가 일찍 남편을 잃고 아들을 홀로 키우신 분이었다. 그래서 그런지 남편은 참으로 효자였다. 하지만 시어머니가 본처 같고 본인은 첩 같은 느낌이었다. 그래서 여러 번 이혼을 생각했지만 그래도 아이들을 보고 살겠다고 생각했다. 그것이 원인이었다. 즉 아이들에게 업혀 있었던 것이다.

그래서 아이들로부터 내려오게 하였다. 그랬더니 두 딸이 바로 시집을 가고 아들은 공무원시험에 합격했다.

(40대 여인)

중학교 때는 공부를 잘했으나 특목고에 들어가서는 공부하지 않고 게임만 하는 아들 때문에 찾아온 엄마였다. 인생내시경을 통해 원인을 살펴보니, 어린 시절 본인이 딸이라는 이유로 차별을 받았다. 그러다 보니 열 아들 부럽지 않게 해주겠다며 오로지 친정에 잘 사는 모습을 보이는 것이 중요했다. 그래서 아들이 공부를 잘 한다는 것도 친정부모에게 어필하기 위해 아들을 공부시켰던 것이다. 아들은 자기 자신을 위해 공부하는 것이 아니고 어머니를 위해 공부하는 셈이다. 그것이 중학교까지는 통했으나 모두가 공부를 잘하는 특목고에서는 안 통했던 것이다. 그래서 어머니가 아들을 내려놓게 하였다. 그랬더니 어머니에게 자기가 이제까지 힘들었던 것들을 이야기하더니 다시 성적이 수직 상승하기 시작했다.

2) 태아 때 인생의 병에 걸린 사람

(30대 여인)

남편의 우울증이 심하다는 이유로 부부가 함께 찾아왔다. 인생내시경으로 검사를 해보니 남편의 문제가 아니라 아내의 문제였다. 좋은 아내라는 평가를 받기 위해 연기하는 것이 문제였다. 그러다보니 남편 입장에서는 딱히 흠잡을 데가 없는데, 아내가 아닌 것 같아 힘이 들어 자신이 문제라고 생각한 것이다.

그래서 그 부인이 왜 그런 상태가 되었는지 살펴보았다. 부모님은 맞벌이하는 주말부부였다. 그리고 어머니는 시어머니와 함께 생활했다.

그러니까 시어머니가 가사노동을 하고 어머니는 직장에 다니고, 아버지와는 주말에 한번 만나는 것이었다. 그러던 어머니가 임신을 하자, 시어머니는 외간 남자의 아이를 임신했다고 의심을 하면서 내색은 하지 않았다. 이런 상태에서 어머니가 겪는 정신적 고통을 어머니 뱃속에서 아이가 다 경험했다. 그런 시어머니에게도 좋은 며느리로써 연기를 하는 어머니의 삶의 방식을 배우게 된 것이었다.

좋아지기는 했으나 근원적인 치유까지는 하지 못하고 중간에서 그만두었다. 그 후 부부가 이혼했다는 소식을 들었다.

3) 홀로서기가 안 된 사람

(50대 여인)

남편의 외도를 의심해서 찾아온 분이다. 그런데 남편의 외도는 심증만 있을 뿐 증거는 없었다. 그래서 인생내시경을 통해 살펴보았다. 아버지가 참으로 자상하고 가정적인 분이어서 아버지에게 많이 의지하며 어린 시절을 보냈다. 그러다 보니 결혼도 아버지 같은 남자와 결혼했다. 하지만 남편은 자상하고 인자하긴 한데, 집안에 어려운 일이 생기면 아내 뒤에 숨는 사람이었다. 남편의 이런 행동으로 불만이 쌓이게 됐고 그것이 급기야 의부증으로까지 발전하게 되었다. 그래서 남편에 의지하지 않고 홀로 설 수 있게 치유하였다. 그랬더니 남편으로 인한 스트레스가 없어졌다.

4) 죽은 사람을 만나다

(30대 남자)

우울증으로 찾아왔다. 그러나 그 원인은 부인에게 있었다. 하지만 다른 원인이 있는가를 찾기 위해 진단하였는데, 무엇인가 인생에 브레이크를 걸고 있는 부분이 보였다. 그리고 그 원인을 찾아보니 아버지였다. 그래서 돌아가신 아버지를 만나보기로 했다.

첫 번째 인생내시경 때 아버지를 만났다고 했다. 하지만 두 번째 때, 앞에 만난 아버지는 다 자기가 가상으로 만든 아버지였다는 것을 알았다. 두 번째 때 진짜 아버지를 만났고, 또 아버지로부터 본인은 알지 못하는 아버지와 누나 사이에만 있었던 일을 들었다. 그리고 그 이야기를 어머니와 누나에게 했더니, 진짜 아버지를 만난 것이 맞다고 하면서 함께 울었다고 한다.

(10대 여아)

주변 사람들의 눈치를 보는 것이 불편해 찾아왔다. 원인은 어머니 뱃속에서의 일이었다. 어머니는 이미 돌아가신 상태였다. 그래서 인생내시경을 통해 어머니 만나기를 시도했다. 어머니가 나타나 어머니와 아버지만 알고 있던 사실을 이야기했고, 그것을 아버지에게 말하자 아버지는 아무도 모르는 이야기인데 어떻게 그것을 알았냐며 놀라워했다고 한다.

(70대 할머니)

딸과 사위가 어린 두 아이를 남겨두고 자살하였다. 어린 손주들을 돌보며 살아가는 삶이 고달프기만 하고 하루하루가 지옥 같았다. 인생내시경을 통해 딸과 사위를 만나기를 시도했다. 두 사람이 나타나서 자살할 수 밖에 없었던 사연을 들었다. 너무 미안하고 가슴 아팠다. 그 이후로 가슴 속 응어리가 풀리고 손주들을 돌보는 것이 힘들지 않게 되었다.

5) 인간관계로 고통받는 사람

(40대 여자)

직장에서 동료들과 잘 어울리지 못하는 문제로 인생치유를 시작했다. 인생내시경으로 본 결과 청소년기에 아버지로부터 강간당한 것이 문제였다. 그 사실을 안 어머니는 아버지와 함께 있거나 친하게 지내는 기색이 있으면 때리고 욕하면서 정작 아버지에게는 아무 말도 못했다. 이것이 인간관계를 원만하게 하지 못하는 원인이었다. 치유를 통해 어른이 된 시점에서 그 사실과 마주하게 했고, 아버지와 어머니를 응징하게 하면서 자신을 위로하고 보살피면서 성장시켰다. 그러자 직장 동료들과 사이가 좋아졌고 진급까지 했다고 한다.

6) 으스대는 사람

(60대 사업가)

제자리에 안주하지 않고 항상 도전하여 새로운 기술을 개발하고 나아가 경영 능력도 탁월한 분이었다. 사업도 크게 하다 망하고 다시 재기하는 등 파란만장한 인생을 사시는 분이었다. 그런데 같은 아이템을 배우고 간 사람들은 대성공을 이루는데, 왜 본인은 성공하지 못하고 다시 재기를 하지만 왜 자꾸 실패하는가가 고민이었다. 그 원인을 살펴보니 호기심이 많으면서도 둥지를 벗어나지 못하는 것이 원인이었다. 호기심이 새로움에 도전하게 하고 뛰어난 경영 능력으로 일을 크게 벌이기는 하는데, 정작 일이 시작되면 둥지로 돌아와 움직이지 않는 것이다. 그러니 좋은 아이디어는 다른 사람이 다 가져가고 정작 본인에게는 득 될 것이 없었다. 그것은 성장을 하지 못했기 때문이다. 그래서 성장을 시키고 둥지를 버리게 하였다. 그러자 새로운 일에 다시 도전하여 지금은 성공적인 삶을 살고 있다.

　여기서 소개한 사례는 그동안 인생 치유를 한 분들 중 일부다. 지금까지 인생 치유에서 만난 분들은 200여 명 정도다. 처음 시작할 때 100여 명, 그리고 10년 후 다시 시작해서 100여 명이다. 이들이 모두 유지까지 진행하지는 않았다. 진단이나 치유나 교정 중간에 멈추는 분들도 있었고, 진단을 마치거나, 치유를 마치거나, 교정을 마치고 멈추는 분들도 있었다. 그리고 유지를 하다가 멈추는 분들도 있었고 지금까지 유지하는 분들도 계시다.

　이런 데이터를 가지고 살펴보면, 진단이나 치유에서 멈춘 분들은 호전은 되었어도 완치된 예는 없었다. 그리고 치유를 마친 분들은 모두 완치되었다. 하지만 치유로만 끝냈을 경우 재발하거나 다른 인생 병의 증상을 보이는 예도 있었다. 재발하는 경우는 생각과 말과 행동에 있는 인생 병의 습관이 그 원인인 것 같다. 그리고 또 다른 인생 병의 증상이 나타나는 경우는 유지하는 분들에게도 나타나는 증상으로, 이것은 원래 가지고 있던 인생의 병이 한 가지가 아니어서, 하나가 완치되니까 또 다른 것이 드러나는 것임을 알게 되었다. 그리고 교정까지만 마치고 그만둔 경우도 역시 치유까지만 하고 멈춘 경우와 같았으나, 재발까지는 시간이 좀더 걸렸다. 그리고 유지를 하다가 멈춰도 재발하는 예도 있었고, 또 다른 인생 병의 증상이 드러나는 경우도 보였다. 이것은 유지 과정을 게으르게 할 때에도 나타났다. 이런 경우 모두 생각과 말과 행동에 남아 있는 습관이 원인이라고 생각된다. 성실하게 유지를 하는 분들은 재발할 조짐이 보이면 바로 조치하였으며, 또 다른 인생의 병이 보일 경우에는 바로 진단, 치유, 교정의 과정을 거치고 다시 유지하게 하였기에, 지금까지도 건강한 인생을 유지하고 있을 뿐만 아니라 삶은 나날이 업그레이드되고 있다.

지금 이 책에서 소개한 사례들도 모두가 유지 단계까지 간 것은 아니다. 이들 중에는 치유를 마치지 않고 도중에 그만둔 경우도 있다. 그리고 생명의 대가를 실천하지 않은 경우도 있다. 따라서 모두가 치유를 마친 경우라고도 할 수 없다. 하지만 유지까지 진행한 경우도 있다. 따라서 앞에서 밝혔듯이 재발한 경우도 있고 또 인생의 병이 한 가지가 아니어서 다른 증상이 생겼으나 치유하지 않은 경우도 있을 것이다. 따라서 이들 중에는 인생의학이 효과가 없다고 생각하는 이들도 있을 것이다.

그러나 분명한 것은 증상이 사라지고 완치된 때가 있었다는 것을 잊어서는 안된다. 재발되는 것은 생각과 말과 행동에 이미 물들어 있는 습관 때문이고, 새로운 증상이 나오는 이유는 인생의 병이 한 가지가 아니었기 때문이라는 사실도 잊어서는 안된다. 여기서 확실히 알아야 할 것은 인생의학은 분명히 효과가 있다는 것이다.

따라서 프로그램을 시작하였으면 유지까지 진행하기를 강력하게 권한다. 그리고 유지의 사비다 수행은 자신을 성장시키는 수행이기에 인생의 병이 없는 사람에게도 상당히 유익하다는 사실을 잊어서는 안 된다.

인생의학은 이제 막 시작된 학문이다. 따라서 앞으로 더 발전할 수 있는 학문이다. 이 책을 통해 많은 분들이 인생의학에 관심을 가지고 라이프닥터에 도전해 보기를 바라고, 또 이 책이 많은 이들의 인생건강을 지켜주는 첨병이 되기를 바라며 이 글을 마친다.